医学信息检索与数据库应用研究

韩 立 著

电子科技大学出版社
University of Electronic Science and Technology of China Press
·成都·

图书在版编目（CIP）数据

医学信息检索与数据库应用研究 / 韩立著. —— 成都:
电子科技大学出版社, 2020.12
ISBN 978-7-5647-8563-5

Ⅰ. ①医… Ⅱ. ①韩… Ⅲ. ①医学信息-信息检索
Ⅳ. ①R-058

中国版本图书馆CIP数据核字(2020)第230054号

医学信息检索与数据库应用研究

韩 立 著

策划编辑　　杜 倩 李述娜
责任编辑　　李述娜

出版发行　　电子科技大学出版社
　　　　　　成都市一环路东一段159号电子信息产业大厦九楼　邮编　610051
主　　页　　www.uestcp.com.cn
服务电话　　028-83203399
邮购电话　　028-83201495

印　　刷　　石家庄汇展印刷有限公司
成品尺寸　　170mm×240mm
印　　张　　12.25
字　　数　　226千字
版　　次　　2020年12月第一版
印　　次　　2020年12月第一次印刷
书　　号　　ISBN 978-7-5647-8563-5
定　　价　　59.00元

前　言

　　信息检索是指利用一定的方式将信息进行有序地组织，根据信息检索者的需求来找出其需求信息的过程与技术。那么医学信息检索的概念就是指，从信息资源的大集合中，查找所需要的医学文献或者查找医学文献中所需要的医学信息内容的过程和技术。也就是说，医学信息检索是医学信息重新匹配的过程，包括了医学信息的处理和检索两个部分。

　　随着信息技术的发展和大数据时代的到来，医学理论和医学专业技术的革命速度加快，信息量逐渐增大。大量的信息为医务工作者的学习和研究提供了便利，同时海量的数据也为其带来了信息检索和筛选的障碍。传统的医学信息检索方式通过文本检索的方式得到的返回结果数量过多，需要额外对返回结果进行过滤和选择，难以满足人们对医学信息检索精准和快捷的需求。基于此，网络信息检索及数据库的应用越来越具有十分重要的地位。

　　本书首先从基础知识入手，介绍了医学文献信息检索以及数据库技术的几个相关基本概念，接着讲述了信息检索的基本理论知识，如信息检索系统、信息检索途径和步骤、医学信息素养、医学文献信息分析、信息检索效果评价等，随后详细介绍了医学信息检索中常用的数据库及其应用方法，包括文摘数据库、全文数据库以及引文数据库等。

　　本书由南阳理工学院韩立老师撰写，衷心希望为医药卫生工作者及众多医学院校学生的信息需求提供一些参考。鉴于作者水平有限，书中难免存在不足之处，恳望读者提出宝贵意见和建议！

目　录

第一章　医学信息检索与数据库的概念

第一节　医学信息检索

一、文献和信息的相关概念

（一）文献和信息的基本概念

1. 文献与医学文献

（1）文献："文献"一词在中国最早见于孔子的《论语·八佾》篇中，其含义千百年来几经变化：汉代郑玄解释为文章和贤才；宋代朱熹释之为典籍和贤人；宋末元初的马端临理解为书本记载的文字资料和口耳相传的言论资料；近现代的一些工具书又将其解释为"具有历史价值的图书文物资料"和"与某一学科有关的重要图书资料"；1983 年颁布的国家标准《文献著录总则》将其定义为"记录有知识的一切载体"。在国外，"文献"一词最早是由法国的保罗·奥特勒（P.Otlet）于 1905 年提出来的，然后逐渐在一些国家使用，初期含义不尽一致，后来也逐渐趋于统一。现大多认为文献是各种知识或信息载体的总称。

人类在漫长的生产实践、科学实践和社会实践中逐步认识客观世界，从而得到了大量有用的知识。为了把这些知识积累起来，便于传播和被后人借鉴，人们就将这些知识或信息用一定的符号、文字、图像等记录在一定的载体上，这就形成了文献。所以，文献是记录有知识或信息的载体，是人类社会交往及长期从事生产和科学技术活动的真实记录，是各种知识或信息载体的总称。文献包含以下三个基本要素：①知识或信息的具体内容；②提示和表达知识和信息的手段，如文字、符号、图像、声频、视频等；③记录知识和信息的物质载体，如竹木、帛、金、石、泥陶、纸张、磁带、光盘、网络等。

文献的功能主要有以下三个方面：①存储知识信息。文献是知识的物质存在形式，是积累和保存知识的工具，人类所有的知识成果都只有记录于文献，才能保存和流传；文献的产生是人类文明史上的重要里程碑，人们正是通过文献了解相关学科信息，通过文献得悉某一科技成果或创造发明诞生于何时，被记录在何种科技文献之中等具体情况。②传递知识信息。文献能帮助人们克服时间与空间上的障碍，传递和交流人类已有的知识和经验，促进知识信息的增加和融合，沟通人们思想感情的联系和交流，成为人类知识信息交流的重要途径。③教育和娱乐功能。通过阅读文献，人们可获取科学文化知识，掌握专业技能，提高认识水平和基本素质，还可以娱乐消遣，陶冶情操，丰富精神生活，提高创造能力。

（2）医学文献：人类自出生起就面临生、老、病、死等各种问题，把与之做斗争的经验保存下来，并记录在一定的载体上，为后人所借鉴，就形成了医学文献。医学知识或信息是医学文献的具体内容，载体是医学文献的外部形态，文字、符号、图像等是医学知识或信息的记录手段。

2.信息

信息指物质存在或运动方式与状态的表现形式或反映，是现实世界事物的反映。它提供了客观世界事物的消息、知识，是事物的一种普遍属性。狭义的信息是指具有新内容或新知识的消息，广义的信息是指事物属性的表征。不同事物具有不同的存在状态和运动方式，会表现不同的信息，信息也就千差万别。通常人们根据信息发生源的不同，将信息分为四大类，即自然信息、生物信息、机电信息和社会信息。例如：风、雨、雷、电、春、夏、秋、冬等为自然信息；鸟语花香、燕子随季节迁徙等是生物信息；无线电波、脉冲信号等是机电信息；知识、信仰等是社会信息。

信息有许多重要的特征：信息来源于物质和能量；信息是可以感知的；信息是可以存储的；信息是可以加工、传递和再生的。这些特征构成了信息的最重要的自然属性。作为信息的社会属性，信息已经成为社会上各行各业不可缺少的重要资源之一。人类获取、积累并利用信息是认识和改造客观世界的必要过程。借助信息，人类才能获得知识，才能有效地组织各种社会活动。因此，信息是人类维持正常活动不可缺少的资源。

3.信息资源

信息资源是人类在认识世界与改造世界过程中所产生、整理和记录的有用信息的集合。信息资源是信息与资源两个概念整合衍生出来的新概念，它归根结底是一种信息，或者说是信息的一个子集。而资源是通过人类的参与而获取的（或可获取的）可利用的物质、能量与信息的总和。联系信息概念与资源概念来考察信息资源，可以这样认为：①信息资源是信息的一部分，是信息世界中与人类需求相关的信息；②信息资源是可利用的信息，是在当前生产力水平和研究水平下人类所开发与组织的信息；③信息资源是通过人类的参与而获取的信息。人类的参与在信息资源形成过程中具有重要的作用。总之，信息资源就是经过人类开发与组织的信息的集合，而"开发与组织"正是信息资源可利用的表征。

信息资源是可利用的信息，它具有"无限性"之外信息的所有性质。相对于其他非资源性信息，信息资源具有4个明显的特征。①智能性：信息资源是人类所开发与组织的信息，是人类脑力劳动或者说认知过程的产物。人类的智能决定着特定时期或特定个人的信息资源的量与质，智能性也可以说是信息资源的"丰度与凝聚度"的集中体现。信息资源的智能性要求人类必须将自身素质的提高和智力开发放在第一位，必须确立教育和科研的优先地位。②有限性：信息资源只是信息的极有限的一部分，比之人类的信息需求，它永远是有限的。从某种意义上说，信息资源的有限性是由人类智能的有限性决定的。有限性要求人类必须从全局出发合理布局和共同利用信息资源，最大限度地实现资源共享，从而促进人类与社会的发展。③不均衡性：由于人们的认识能力、知识储备和信息环境等多方面的条件不尽相同，他们所掌握的信息资源也多寡不等；同时，由于社会发展程度不同，对信息资源的开发程度不同，地球上不同区域信息资源的分布也不均衡，通常所谓的信息领域的"马太效应"就是与这种不均衡性有关的现象。不均衡性要求有关信息政策、法律和规划等必须考虑导向性、公平问题和有效利用问题。④整体性：信息资源作为整体是对一个国家、一个地区或一个组织的政治、经济、文化、技术等的全面反映。整体性要求对所有的信息资源和信息资源管理机构实行集中统一的管理，从而避免人为的分割所造成的资源的重复和浪费。

4. 信息素养

信息素养是伴随着社会信息化的形成和发展而出现的一个名词术语，是指具有检索、分析、评价和利用各种信息源以满足信息需求及制定明智决策的能力，是对个人信息行为能力、独立学习能力及批判性思维能力等的概括性描述。信息素养是一个比较宽泛的概念，包括能够判断什么时候需要信息，并且懂得如何去获取信息，如何去评价和有效利用所需的信息等。信息素养一般包括信息意识、信息能力、信息道德等。信息意识是信息素养的前提，包括充分认识信息的重要作用，树立终生学习、勇于创新的观念，对信息敏感，有洞察力，能迅速有效地发现与掌握有价值的信息。信息能力是信息素养的重点和核心，是指具有有效地利用各种工具及信息资源获取信息、加工处理信息和创造新信息的能力，包括能够主动确定所需信息范围和程度，能够利用合适的方式有效地获取所需信息，能够批判性地评价、分析信息资源，并能够独立、有效、准确地利用信息资源解决问题。信息道德是指人们在获取、利用信息过程中必须遵循的道德，包括树立正确的法制观念，增强信息安全意识，了解与信息和信息技术有关的道德问题，遵守法规和有关获取及使用信息资源的行为规范。

（二）文献信息的类型

文献的数量庞大，其分类方法有许多种，可根据其载体形态、内容等进行划分。

1. 按记录手段划分

（1）手写型：一般以纸张、竹、帛等为载体，人工手抄而成，如古代的文献、书法作品、手稿、书信、原始记录等。这类文献一般具有一定的保存价值。

（2）印刷型：印刷型文献是以纸张为主要信息载体，以印刷技术为记录手段而产生的文献。它是目前出版物的主要形式，也是馆藏文献的主要类型，如传统的图书、期刊等。其优点是便于携带，是人们信息交流和知识传递的最常用的媒介。其缺点是占用空间大，易受虫蛀、水蚀、循环使用等外环境的影响而受损。常用的图书有专著、教科书、参考工具书等。

（3）声像型和缩微型：声像型文献是指以唱片、录音带、录像带，以及高密度视、听光盘等为载体形成的声音和图像资料。缩微型文献是指用传统摄影方法制作的缩微胶卷或缩微胶片。这两种形式的文献的主要优点是体积小、成本低，便于复制、携带。但这两种文献形式随着电子型文献的快速发展而逐渐被淘汰。

（4）电子型：电子型文献是指采用电子手段，将信息数字化而形成的文献。这主要是通过编码和程序设计将文献变成计算机可读文字或语言，存储于磁盘、光盘等载体上，并借助于计算机及现代化通信手段传播利用的一种新的文献类型。电子型文献主要包括电子图书、电子报纸、电子期刊及各种类型的数据库等。电子出版物突破了传统文献类型的物理形态和传播利用方式，它的优点为存储量大、形式多、成本低，便于检索、阅读、复制。它开辟了一条新的信息传播渠道，极大地提高了文献信息传递和利用的效率，是目前较为普及的文献类型。

（5）多媒体型：多媒体型是一种崭新的文献载体，它采用超文本或超媒体方式，把文字、图片、动画、音乐、语言等多种媒体信息综合起来，在内容表

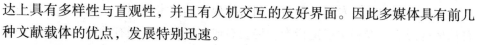

达上具有多样性与直观性，并且有人机交互的友好界面。因此多媒体具有前几种文献载体的优点，发展特别迅速。

2.按出版形式划分

（1）图书：图书是现代出版物中最常见的一种类型，是系统论述各门科学知识的比较成熟、定型的出版物。它有封面、书名、作者、出版地、出版者等，并装订成册。它是最为古老的、至今仍被频繁使用的一种文献类型。

（2）期刊：期刊又称杂志。期刊是有固定的名称（刊名），定期或不定期出版的连续出版物。期刊主要以报道各学科最新的知识信息、经验总结及科研成果为主。期刊每期发表多篇文章，内容新颖、不重复。期刊的出版周期短、通报速度快、信息量大。①学术性期刊：常将"杂志""学报""纪事""进展""评论"等作为刊物名称的组成部分。②核心期刊：是指某学科所涉及的期刊中刊载论文较多的（信息量大的），论文学术水平较高的，并能反映本学科最新研究成果及本学科前沿研究状况和发展趋势的，较受该学科读者重视和为他们所参考利用的期刊。目前查询核心期刊的工具有《中文核心期刊要目总览》《国外人文社会科学核心期刊总览》等。

（3）会议文状：会议文献指的是各种会议上宣传或提交讨论和交流的论文、报告、会议纪要等文献，是反映科学技术发展的最新水平或最新成果和趋势，了解国内外科技水平和科研动向的重要信息来源。会议文献所承载的最新研究成果或阶段性成果，能使专业人士获取许多有价值的信息和有益的启示，所以会议文献备受他们的青睐。学术会议是进行学术交流的一种重要方式和渠道。

（4）学位论文：学位论文是作者从事科学研究取得创造性结果或有了新的见解，并以此为内容撰写而成，作为申请相应的学位而提交的学术论文。学位论文主要包括学士论文、硕士论文、博士论文等。其特点是探讨问题专一，论述详细、系统，数据充分，有新论点、新依据，带有一定的独创性。它是学生研究性学习成果的体现。学位论文对科研、生产和教学有一定的参考价值。学位论文大多不公开出版发行，但目前相当多的数据库收集了学位论文，如中国基础设施工程网、万方数据库等。

（5）科技报告：科技报告是描述一项科学技术研究的结果或进展或一项技术研制试验和评价的结果；或是论述一项科学技术问题的现状和发展的文件。科技报告涉及的内容广泛、专深具体而且是较新的研究成果，往往能反映出一个国家或一个学科专业的科研水平。科技报告的特点是有各自机构的名称和连续编号，一般是一册一个报告，不定期出版。

（6）专利文献：专利，是指受到法律保护的技术发明，是知识产权的一种具体体现形式。专利文献是指专利局公布或归档的与专利有关的文献，它是各国及国际性专利组织在审批专利过程中形成并定期出版的各类文献的总称。专利文献包括专利说明书、专利公报、专利分类资料、专利检索工具及专利从申请到结束的全过程中所包括的一些文件和资料。其中，专利说明书记载着发明创造的详细内容及被保护的技术范围，是集技术、法律、经济信息于一体的特殊类型的科技文献。专利文献反映了当时某项科技所达到的最新成就，是科学技术领域的一种重要的信息来源。

（7）政府出版物：政府出版物是指各国政府及其所属机构出版的文献资料。政府出版物涉及的内容比较广泛，可分为行政性文件和科技文献两类。行政性文件包括政府法令、规章制度、方针制度、指示决议和各种调查统计资料等；科技文献包括科技报告、技术改革、调查报告、科技资料和科学技术政策等文献，具有较高参考价值。

（8）技术标准：技术标准又称为标准化文献，或标准资料，一般是指对生产和工程质量、规格及检验方法等所作的技术规定，是由标准及其他具有标准性质的规定组成的一种特定形式的文献体系，并且有一定的法律效力，是人们从事生产和建设的共同依据。每一个技术标准都是独立完整的文献，可分为国际标准、区域标准、国家标准、部门标准、企业标准等类。它反映当时的经济技术政策、生产工艺水平，对新产品的研制和改进起借鉴作用。

3.以文献加工程度形式划分

文献从创造者传递到使用者手中要经历一个过程，根据文献中信息量的多少、内容的加工深度，以及功能的不同，内容性质与结构的变化，可将文献分为一次文献、二次文献、三次文献和零次文献等类别。

（1）一次文献：是指作者以其本人的工作经验、研究成果为依据写成的具有一定发明创造或新见解的原始文献。其特点是具有创新性、原始性、先进性，是科学技术发展的标志。一次性文献包括期刊论文、专著、科技报告、学位论文、会议资料、技术标准等。一次文献所记录的是作者的新发现或发明，以及新见解、新理论、新方法等新颖、具体和详尽的知识，因此它是人们学习、科学研究参考的最基本的文献类型，也是最主要的文献信息来源，是产生二次文献、三次文献的基础，是文献检索的主要对象。

（2）二次文献：是对一定范围、时间或类型的大量无序、分散的一次性文献按其特征收集、整理、压缩、加工，著录其特征，如篇名、著者、关键词、主题、分类、出处等，并按一定顺序组织编排，形成用于检索、利用这些文献而编制的新的文献形式。二次文献包括索引、文摘、目录及相应的数据库。二次文献因具有检索功能而被称为检索工具或检索系统。

（3）三次文献：是科技人员围绕某一专题，在充分利用二次文献的基础上对一次文献内容经过阅读、分析、归纳做出系统整理和概括的论述，并加以分析综合编写而成的概括性文献，或综述已取得的成果进展，或加评论，或预测发展趋势的文献。三次文献主要包括综述、述评、年鉴、手册、指南、百科全书、词典等。三次文献是以现有的一次文献中的知识信息为基本研究素材，对其进一步加工、整理、分析、归纳，使之成为有序化的知识信息产品。因此，三次文献具有信息含量大、综合性强等特点，有很高的参考价值。

（4）零次文献：是指未经系统加工或未经发表的，直接记录在载体上的原始信息，如实验数据、会议记录、设计草图、调查材料等。这些未进入社会交流的信息常常反映研究工作的新发现、新问题或研究人员的新想法，这些信息是一次文献的素材，对一次文献的形成起着重要作用。零次文献具有内容新颖性、创造性等特点，但信息分散、不成熟，所以难以通过正式渠道获得。

从一次文献到二次文献，文献结构产生了变化，二次文献是在对一次文献进行加工、整理、编排、标引的基础上形成的，有助于一次文献的查找和利用；三次文献则是通过二次文献收集一次文献，并对一次文献内容进行综合分析、重新组织和提炼而形成的文献。这一综合的系统过程不断循环往复，既是一种文献信息工作，也是以知识信息的开发利用为前提的知识创新活动。

二、医学信息检索的相关概念

（一）医学信息检索的定义

信息检索是指信息按一定的方式组织和存储起来，形成各种信息库，并根据信息用户的需要，按照一定的程序，从信息库中找出符合用户需求的有关信息的过程和技术。广义的信息检索包括信息的存储和检索两个过程；狭义的信息检索就是信息检索过程的后半部分，即从信息集合中迅速、准确地查找出所需信息的程序和方法，也就是我们常说的信息查询。信息集合可以是数据库的全部记录，也可以是某种检索工具，还可以是某个图书馆的全部馆藏。信息检索也就是从数据库、检索工具以及馆藏中查找所需信息的活动。

随着科学技术和信息技术的发展，人类已经步入数据量巨大，数据结构复杂的大数据时代。知识的传播和使用方式发生根本性的变化，因而信息的收集与交流将对科学技术的发展产生巨大的影响。在这样的时代，医学的发展同样也毫不例外地紧紧依靠信息，而获取医学信息的比较重要的手段就是进行医学信息检索。目前，全球医学科学发展日新月异，医学信息浩如烟海。面对与日俱增的医学信息，如何从分散无序、良莠不齐的内容中迅速、熟练、准确有效地获取医学信息资源，更好地为临床、教学及科研服务是每位医学科学工作者必须面对的最重要问题。因此，信息检索在医学科研工作中占有相当重要的地位，医学信息检索是每一个医务人员必须掌握的基本知识和基本技能。

（二）医学信息检索的意义

1.促进文献资源的开发

历代流传保存下来的和目前不断涌现的文献，是一个巨大的知识宝库，是一种重要资源。掌握了文献检索的方法和技能，就可以充分地开发利用这些资源，在药学的海洋中有目的地、迅速地获取信息。

2.提高医药学科学研究的效率

文献数量过分庞大和迅速增长，加重了医药人员搜集信息的负担。美国曾对科技人员（化学界）工作时间分配的调查结果表明，科技人员在一项研究工作的全过程中用于计划思考的时间占 7.7%，用于收集信息和发表成果的时间占 50.9%，用于试验与研究的时间占 32.1%，用于数据处理的时间占 9.3%。科研人员在查文献上花费的时间是相当多的，较好的占 33%，较差的占 60%。[1]如果有完善的检索设施和周到的检索服务，无疑会节省科研人员的大量时间，腾出更多的精力搞研究，提高科研效率。医药研究的效率提高同样也受益于文献检索与利用。

3.避免重复性劳动

积累、继承和借鉴前人的研究成果是科学技术发展的重要前提，没有继承就不可能有创新。在研究工作中，任何一个项目从选题、试验研究，到成果鉴定，每一步都离不开信息。只有充分掌握了有关信息，知道哪些工作前人已经做过，哪些目前正在做，进展情况如何，这样才能避免重复，少走弯路，保证研究工作在尽可能高的层次上起步，并获得预期的效果。相反，如果继承和借鉴工作做得不好，就容易造成重复研究。

（三）医学信息检索的分类

根据检索的对象或检索的结果，医学信息检索可分为事实检索、数据检索、书目检索和全文检索等四类。

1.事实检索

事实检索的检索对象和检索结果为特定的事实，包括名词、概念、思想、

---

[1]　章新友.文献检索 [M].北京：中国中医药出版社，2017：13.

知识等非数值型文献信息。事实检索主要借助各种参考书及事实型数据库来实现。

2.数据检索

数据检索又称为数值检索，其检索对象为特定的数值数据，包括科学实验、技术数据，各种参数、图表、图谱、化学结构式等数值数据。数据检索检出的结果是经过专家测试、评价的，可直接用于定量分析。数据检索需借助相关的参考工具书及事实型数据库来实现。

3.书目检索

检索者使用文献检索工具或书目数据库进行书目检索，检索出来的结果是书目数据，如文献的篇名、作者、文摘、出处等。检索者都可根据检索结果中相关的信息进一步阅读和获取文献原文。

4.全文检索

全文检索的对象和检出的结果是文献全文，或根据用户的需要检索有关的句子、章节或段落。目前的中国学术期刊、中国生物医学文献数据库、维普中文科技期刊等数据库都可进行全文检索。

（四）医学信息检索工具书

检索工具书是指累积和存储文献线索、报道文献信息、提供检索途径的一种工具期刊或工具书。文献线索是描述文献外表特征或内容特征的简要形式，一般包括题名、著者、分类、主题、来源及关键词和摘要等。按内容著录形式划分，医学信息检索工具书可分为目录式、题录式和文摘式等三类。

1.目录式检索工具书

目录式检索工具是系统地记载图书或其他各类完整独立文献的，并提示其外表特征和内容特征，且按一定规则次序编排的检索工具。目录式检索工具书按物质形态可划分为卡片式目录、书本式目录和机读目录三类；按收录文献类型可划分为图书目录、期刊目录、声像资料目录、数据库目录、电子出版物目录等类型；按文献收藏范围可划分为馆藏目录和联合目录等两类。

2.题录式检索工具书

题录式检索工具是由描述单篇文献外部特征的著录项目构成的，一般包括单篇文献的题名，著者，发表年、卷、期等。如《全国报刊索引》《中国科技期刊中医药文献索引》、美国《医学索引》等都是国内外著名的题录式检索工具书。

3.文摘式检索工具书

文摘是提供文献主要内容，简明描述文献重要内容的条目。将大量的文摘汇集，按一定的方法编排相应的题录，报道和提示文献信息的工具书称为文摘式检索工具书，如美国的《化学文摘》《生物学文摘》是世界著名的文摘式检索工具书。

在三种检索工具书中，目录式检索工具书常以文献的"种""册"作为著录的基本单位，题录式检索工具书通常以"篇"作为著录的基本单位。所以，题录式检索工具书比目录式检索工具书更能体现文献的内容。而文摘式检索工具书对文献内容的报道则更为详细、具体。

第二节　数据库

一、数据库的概念

数据库是指长期储存在计算机设备上的、可供计算机快速检索的、有组织的、可共享的数据集合。数据库中的数据按一定模型进行组织、描述和存储，为用户所共享。数据库的特点：①实现数据共享；②减少数据的冗余度；③数据具备独立性；④数据实现集中控制；⑤数据具有一致性和可维护性，以确保数据的安全性和可靠性；⑥故障恢复。

二、数据库管理系统的概念和功能

（一）数据库管理系统的概念

数据库管理系统是介于用户与操作系统之间的一层数据管理软件。数据库在建立、使用和维护时由数据库管理系统统一管理、统一控制，以保证用户能方便地定义数据和操纵数据，并能保证数据的安全性、完整性和多用户对数据的并发使用，以及发生故障后的系统恢复。

（二）数据库管理系统的功能

数据库管理系统的功能主要有以下三个方面。

1.数据定义功能

数据定义功能是指用户可通过数据库管理系统提供数据定义语言对数据中的数据进行定义。例如，用描述数据长度的语句或表项分别定义"篇名""作者""刊名""年号""期号"，以及对数据的类型（如"篇名""作者""刊名"定义为字符型，"年"和"期"可定义为数字型）等进行定义。

2. 数据操作功能

数据操作功能是指用户可通过数据库管理系统提供的数据操纵语言实现对数据库的基本操作，如数据查询、数据插入、数据删除等。

3. 数据管理功能

数据库在建立、使用和维护过程中，为保证数据的安全、多用户数据并发使用及发生故障后的系统恢复，因而由数据库管理系统统一提供最基本的数据保护等功能，统一控制数据库。

由此可见，一个高效、安全提供信息检索服务的数据库系统是由数据库、数据库管理系统和数据库管理员等共同组成的计算机系统。它们之间的关系：数据库是由数据库管理员运用数据库管理系统建立数据库结构、增添记录、删减记录、修改记录、查询检索，以及日常的安全维护等进行操作的。

三、数据库模型

数据库的模型有层次、网状和关系数据库系统。

（一）层次结构模型

层次结构模型实质上是一种有根结点的定向有序树。有且仅有一个结点无父结点，这个结点称为根结点；其他结点有且仅有一个父结点。按照层次数据结构建立的数据库系统称为层次数据库系统。

（二）网状结构模型

网状模型是一个网络。它允许一个以上的结点无父结点：一个结点可以有多于一个的父结点。按照网状数据结构建立的数据库系统称为网状数据库系统。

（三）关系结构模型

关系式数据结构把一些复杂的数据结构归结为简单的二元关系，数据的逻辑结构是一张二维表。由关系数据结构组成的数据库系统称为"关系数据库系统"。每一列中的分量是类型相同的数据；表中的分量是不可再分制的最小数据项；列和行的顺序可以是任意的。在关系数据库中，对数据的操作几乎全部建立在一个或多个关系表格上，通过对这些关系表格的分类、合并、连接或选取等运算来实现数据的管理。元组是关系集合中的一个元素，是表中的一行，或称一条记录。属性是关系中每个域的含义，是表中的一列。表的列也称为"字段"，每个字段包含某一专题的信息。例如，信息检索数据库中，"作者""文献类型"等就是字段，它们处于表的同一列中，属性相同。域是属性的取值范围。分量是元组中的属性值，是某行某列的值。码是某个属性的值能够唯一标志关系的元组，能够唯一标志二维表中的一行。目前占据主导地位的数据库管理系统有 Oracle、Sybase、Informix、Visual FoxPro、SQL Server、MySQL 等。

索引是对数据库表中一列或多列的值进行排序的一种结构。建立索引的目的是加快对表中记录的查找或排序。

四、数据库结构

（一）文档

文档可分为顺排文档和倒排文档两种。顺排文档是指依照顺序排列而成的文档记录集合，是数据库的主体部分；而倒排文档是将文献的某一特征（如作者、标题、书刊名等）按字顺进行排列，并标以存取号和位置标识符，用以检索顺排文档。因此，数据库可以有多个倒排文档，作为顺排文档的索引部分。在计算机检索中，首先按照字顺查找倒排文档，找到与检索相匹配的词，然后依据其存取号在顺排文档中找到相应的记录。

（二）记录

在文献数据库中一条记录代表一篇文献，是构成数据库的基本单元，它记录描述了文献的外部信息和内部信息。不同类型的数据库中，一条记录可以代表一部图书、一篇期刊论文、一篇学位论文或一篇会议论文，也可以是对某项具体事物、过程的描述（如事实型信息数据库）。

（三）字段

字段是记录的组成单位，用于描述文献的具体特征，包括外部特征（如标题、作者、专利号、语种等）和内部特征（如主题词、分类号等），其中可用于各类检索的字段称为可检索字段。一般来说，每个字段都有特定的字段标识符，便于数据库的管理和数据库检索。例如，Medline 数据库中的篇名的字段标识符是 TI、著者的标识符是 AU、摘要的标识符是 AB、出版年的标识符是 PY 等。

五、数据库类型

（一）书目数据库

书目数据库包括题录文摘数据库，存储的是文献的题录和文摘，记录中包括篇名、著者、文献出处、摘要、关键词等文献的特征信息。书目数据库是经过加工提炼了的数据库，仅提供文献获取的线索，一般具有收录范围较大、标识规范、检索功能强大等特点，如中国生物医学文摘数据库、Medline（美国医学文献联机数据库）、PubMed（美国生物医学期刊文献目录文摘数据库）、EMBASE（荷兰医学文摘数据库）等。

（二）事实数据库

事实数据库又称指南数据库，收录有关人物、机构、事物、过程、现象等方面的事实性描述信息，如人物传记数据库、机构名录数据库、药典数据库、行业标准数据库等。此外，电子版的词典、年鉴、指南、百科全书等也属于这种类型数据库。

（三）数值数据库

数值数据库主要收录各类统计、测量及科学实（试）验中产生的数据，如人口统计、发病率、死亡率、动物的生理参数、药物的理化参数等。

（四）全文数据库

全文数据库收录了文献的原文，包括图书全文、报刊全文、学位论文、会议论文等全文资料。有些全文数据库存储的是数字化的印刷文献，如中国知网的全文数据库、维普中文科技期刊全文数据库、万方学位论文数据库等；有些则是单纯的电子出版物，如各种 OA（开放存取）的期刊、仓储库、学术网站等。

（五）多媒体数据库

多媒体数据库收录了图像、声频、视频和文字等多种媒体融为一体的信息。如国内的埃迪克森网上报告厅、中新金桥软件通等，国外的大不列颠百科全书、美国国立医学图书馆的人体结构图像库、蛋白质结构数据库等。

第二章 医学信息检索的理论知识

第一节 信息检索系统

一、信息系统

(一)信息系统的概念

信息系统是通过计算机、网络等现代技术，从一定的业务领域获得信息，并对信息进行组织、存储、管理、检索和传输等，进而服务于用户的人机结合信息系统。

(二)信息系统的构成

信息系统由计算机和网络硬件、软件、数据和通信系统等部分组成，此外人在系统中也起到决定性的作用。

1.硬件

硬件包括网络服务器、交换机、路由器和光纤等设备。

服务器是在网络上为客户计算机提供各种服务的高性能计算机，作为网络的节点，存储、处理网络上的数据与信息，包括处理器、硬盘、内存、系统总线等部件。其构成与微型计算机相似，但它在处理能力、稳定性、可靠性、安全性、可扩展性、可管理性等方面要优于微型计算机。

交换机是一种在局域网系统中完成信息交换功能。它基于介质访问控制地址识别，把其存放在内部地址表中，通过在数据帧的始发者和目标接收者之间建立临时的交换路径，使数据帧直接由源地址到达目的地址，在网络上完成数据包封装和转发等功能。

路由器是连接因特网中各局域网、广域网的设备，它会根据信道的情况自动选择和设定路由，以最佳路径、按前后顺序发送信号的设备。路由器是通过路由表来实现路由转换的。通过路由器的一站站转发，数据包最终沿着某一条路径到达目的地。

光纤是利用光的全反射原理使光在玻璃或塑料制成的纤维中传播，因光的衰减非常小，可实现远距离传输。光信号不受外界干扰的影响，也不会向外界辐射，这使得光纤传输非常安全。使用光纤时，要通过某种设备将计算机系统中的电脉冲信号与光脉冲信号进行转换。

存储设备是指计算机的外存储器，主要包括磁盘机和磁带机。磁盘机以磁盘为存储介质，具有存储容量大、数据传输率高、容错性能好等特点，常用于存放大容量的数据。磁带机通常用作数据备份。

信息系统的不同硬件设备组合可以构成多种结构。①集中式系统结构。整个系统只有一台计算机和相应的外部设备进行数据处理，适合小型的信息系统。其优点是信息资源集中，管理方便；缺点是系统脆弱，主机的瘫痪可能导致整个系统的崩溃。②分布式系统结构。利用网络把分布在不同地点的计算机硬件、软件、数据等资源联系在一起，服务于一个共同的目标，实现资源共享。其优点是系统扩展方便、稳定性好；缺点是维护和管理困难。

2. 软件

计算机软件包括程序及其说明和使用指导等。"程序"是指一组指示计算机每一步动作的指令，是完成一定任务或产生一定结果的指令集合。软件分为系统软件和应用软件。

系统软件负责管理计算机系统中各种独立的硬件，合理调用计算机资源，使得它们可以协调工作，担负着扩充计算机的功能。系统软件使得计算机使用者和其他软件将计算机当作一个整体而不需要顾及到底层每个硬件是如何工作的。系统软件主要包括操作系统、计算机语言系统及数据库管理系统等。计算机操作系统有 Windows 系列、Linux、Unix、Mac OS 等，各种计算机语言编译或解释软件包括 C、C++、VC、VB、VF、Delphi 等，数据库管理系统主要有 Oracle、DB2、Informix、SQL Server、MySQL 等。

与系统软件相反，应用软件是为了某种特定的用途而被开发的软件。不同的应用软件根据用户和所服务的领域不同而提供不同的功能，可分为通用应用软件和专业应用软件两类。前者如图形图像处理软件、统计分析软件等；后者如各种专业问题求解软件、人机界面软件等。

3. 数据

在计算机科学中，数据是对客观事物的性质、状态以及相互关系等进行记载的物理符号或是这些物理符号的组合。各种字母、数字符号的组合、语音、图形、图像等统称为数据。数据来源于客观世界，经过人脑主观的加工，最终形成计算机能够处理的信息世界。

客观世界存在于人脑之外，例如一栋房子、一个人、一个组织、一笔交易等。人们必须通过文字符号、声音或者图像等手段，对这些客观事物的某方面属性进行描述。主观世界是现实世界在人们头脑中的反映，人们通过对其特性的理解和描述来理解客观的存在。例如通过姓名、性别、年龄、籍贯、学历、相貌等来了解一个人。利用数据库技术可组织信息世界，例如通过实体来区分客观存在，通过属性来描述实体。信息世界中的信息在机器世界中的数据存储形式涉及字段、键、记录、文件等。

有组织的数据是信息系统的最基本要素。数据与信息之间既有联系又有区别。数据是记录下来可以被鉴别的符号，信息是对数据的解释。数据经过处理后，经过解释才能成为信息。信息是经过加工后，并对客观世界产生影响的数据。

（三）信息系统的基本功能

信息系统的基本功能包括以下几点。

1.信息采集

信息采集是信息系统的基础工作。其任务是把相关信息收集起来，转化成信息系统所需的格式数据。信息采集有人工录入数据、网络获取数据、传感器自动采集数据等多种方式和手段。

2.信息存储

信息存储有物理存储和逻辑存储之分。物理存储是指将信息存储在适当的介质上；逻辑存储是指根据信息的逻辑内在联系和使用方式把大批的信息组织成合理的结构，它的实现常依靠数据存储技术。信息存储要保证数据的一致性、完备性和安全性。

3.信息处理

信息处理是信息系统的核心功能。系统的信息经过处理后才能被人们更好地利用。信息的处理包括排序、分类、归并、查询、统计、预测、模拟以及各种运算。

例如，校园卡系统中对其系统的数据进行统计、结算、预测分析等都需对数据做数学运算，从而得到管理者所需的相关信息。

4.信息查询与检索

信息查询与检索使用的是数据库技术和方法，不仅能够实现单项查询，还能够实现组合查询和模糊查询等。

5.信息传输

信息传输主要包括将采集到的数据传送到处理中心，或从一个子系统传到另一个子系统等。

6.数据输出

对于加工处理后的数据，根据不同的需要，以不同的形式和格式进行输出，例如显示、打印或向其他系统输入等。

（四）信息系统的种类

信息系统种类繁多，按照不同的划分方法可以分成不同的类型。一般按照它的发展历史和解决的关键问题可以分为：数据处理系统，管理信息系统和决策支持系统。信息系统的应用是随着信息技术、管理理念、组织理念的发展而不断变化的，起初被简单地理解为计算机在数据处理中的应用，后来被理解为管理信息系统，用于辅助企业的管理和决策，因此又被称为"决策支持系统"。

1.数据处理系统

该系统是为了提高事务的处理效率，实现业务的过程监控和对异常情况的反馈，以数据报告为主，解决业务操作人员和一线管理人员的事务问题。例如财务、仓库、销售等业务，主要运用计算机的计算功能。

2.管理信息系统

该系统旨在通过信息共享实现管理的有效性，方便地获得有关业务流程的管理和支持组织的业务信息，解决中高层管理人员在管理中的问题。

3.决策支持系统

该系统更加关注系统外部的信息，能灵活地运用模型与方法对数据进行加工、汇总、分析、预测，得出所需的综合信息与预测信息、解决组织变革中的最大问题，为组织高层提供决策参考信息。

二、信息检索系统

（一）信息检索系统的概念

信息检索系统是指为满足信息用户的信息需求而建立的，运用特定的信息收集、管理域检索等技术，存贮经过加工的信息集合，提供一定存贮方法与检索服务功能的一种相对独立的服务实体。医学上常见的信息检索系统有文摘型数据库检索系统、全文型数据库检索系统、网络搜索引擎等。

（二）信息检索系统的组成

一个完整的信息检索系统，通常由信息源、信息组织管理、用户接口和提问处理等几个有机部分组成。

1.信息源

信息源是指计算机检索系统信息或数据的来源。信息检索系统中的数据主要来自各种公开文献，如一次文献中的期刊、图书、研究报告、会议论文、专科文献、政府出版物、学位论文，二次文献中的摘要、索引和目录，三次文献中的百科全书、专科词典、名录、指南、手册等，还有网络上的公开信息。每个系统根据其目标和服务对象的需要，确定数据收集范围，并广泛地采集各种信息源，为系统提供充足而适用的数据。

2.信息组织管理

信息组织管理主要是指信息标引的方法、组织方式和更新周期。信息组织管理科学、实用、合理与否，直接关系到信息检索的效果好坏。标引就是根据系统的规则和程序，对文献内容进行分析，然后赋予每篇文献一定数量的内容标志，如分类号、主题词、关键词等，作为存储与检索的依据。标引的主要依据是词表。主题词表是控制标引用词和检索用词，使二者尽可能取得一致的有效工具。信息组织中一项重要的工作是建立索引，它能够提高系统检索效率。

3.用户接口

用户接口是面向系统用户的人－机接口程序，它承担着用户与系统之间的交流功能。用户接口提倡界面友好、形象与直观，还考虑使用时的简便性和反馈机制等。接口部分使用的命令语言包括基本命令，如数据库选择、选词、组配、结果输出、求助等，以及功能扩展命令，如截词、位置运算、限制检索、保存检索策略等。

4.提问处理

用户输入检索词或提问式后，系统要将检索词或提问式与数据库中存储的数据进行比较运算，然后把运算结果输出给用户。检索程序操作过程如下：①接收提问；②校验提问，包括语法检查、格式检查和用词检查；③加工提问，指对源提问式进行解释性或编译性的加工，生成便于机器处理的目标提问式；④检索，即从数据库中读入一批记录，与提问式进行比较，把满足要求的记录送入输出文档。

第二节　信息检索途径和步骤

一、计算机检索技术

计算机检索的优点之一是检索灵活，可以用不同的检索技术构筑起不同的检索提问，从而满足文献查全或查准的不同要求。计算机检索的主要技术有以下几种。

（一）布尔逻辑检索

布尔逻辑检索是用英国数学家乔治·布尔提出的 3 个逻辑算符 and、or、not 进行检索。

and 称为"逻辑与"，表示"相交"关系，可用来缩小检索范围。检索式 A and B 表示要检索既含有检索词 A，又含有检索词 B 的文献记录，即同时要满足 A、B 两个条件。有的中文数据库也可用"*"表示"逻辑与"。

or 称为"逻辑或"，表示"并列"关系，可用来扩大检索范围。检索式 A or B 表示检索含有检索词 A 或含有检索词 B 的文献记录，即只要满足 A 或 B 中的一个条件即可。有的中文数据库也可用"+"表示"逻辑或"。

not 称为"逻辑非"，表示"排斥"关系。检索式 A not B 表示只检索含有 A 但不含 B 的文献记录，即把既含 A 又含 B 的记录排斥在检索结果之外。运算符 not 要慎用，因为它容易造成漏检。例如，用检索式"胃癌 not 肝癌"检索，会把同时出现"胃癌"和"肝癌"的记录排斥在外。有的数据库用"一"表示"逻辑非"，也有的用 and not。

在这 3 个布尔逻辑算符中，not 优先运算，and 其次运算，or 最后运算，这一点与数学中"先乘除后加减"的规则一样。如果要改变运算次序，用括号来表示括号内的逻辑算符先运算。

例如，检索式"甲肝 and 婴儿 or 乙肝 and 婴儿"表示检索""婴儿患甲型肝炎或者乙型肝炎"方面的记录。为避免检索词重复，该检索式可简化成：（甲肝 or 乙肝）and 婴儿，但不能写成"甲肝 or 乙肝 and 婴儿"，因为这样会误将含有甲肝的所有记录都检索出来。又如，检索式"（甲肝 or 乙肝）and（婴儿 or 儿童）"表示检索"婴儿或者儿童患甲肝或者乙肝"方面的记录。这比以上检索式多检出"儿童患甲肝或乙肝"的文献。

（二）邻近检索

邻近检索又称位置算符检索，用于规定命中的检索词在记录中的间隔距离。邻近检索适用于自由词检索。不同检索系统的位置算符不尽相同，常见的位置算符有 near、N、W、adj 等。

例如，near 表示左右两个检索词出现在同一句子中，near1 表示左右两个检索词紧相邻，near2 表示左右两个检索词之间可以有一个单词或没有单词，以此类推。用检索式 tongue near1 base 可以检索到含有 tongue base（舌根）的记录，但检索不到含有 base of tongue 和 base of the tongue 的记录。要检索到后两者的记录，应当用 near3 处理。

若用逻辑与 and 连接 tongue 和 base 会造成明显的误检，因为检索结果中可能出现以下情况：在文摘的第一句中出现 tongue，第五句中出现 base。邻近检索弥补了"and"易误检的缺陷，但并非所有数据库都有邻近算符。

许多数据库或搜索引擎中的词组检索也属于邻近检索。词组检索又称短语检索，通常用双引号将词组括起，表示一个词组中的单词紧相邻。

（三）截词检索

在英语中，有不少含义相同或相近的词其词干相同，词尾不同。为了查全，虽可用运算符 or 相连接，但这样增加了键盘的操作，且同根词未必都能记住。截词符的运用，简化了这一问题。常用的截词符有"*"和"?"。

"*"称为"无限截词"或"前方一致"，替代任何数量的字符，用来查相同词根的所有词。例如，输入 immun*，可一次性查出含有 immun、immune、immunal、immunity、immunology、immunization、immunizations 的记录。

"?"为"有限截词"，替代一个字符或零个字符。例如，输入 computer??? 来检索，可以查到含有 computer、computers、computering、computerize 的记录，但对含有 computerization 的记录检索无效。用 pe?diatrics 检索，可检索到含有 pediatrics 和 peadiatrics 的记录。

不同数据库所用的截词符会有所不同，如在 OVID 系统中用 $ 表示截词。

（四）字段检索

字段检索是指对指定的一个或多个字段进行检索，目的是提高查准。字段检索的操作形式有两种：①在字段下拉菜单中选择字段后再输词检索；②一次性输入字段标识符和检索词。后者的例子有：ti = hepatoma 表示检索标题字段中含有 hepatoma 的文献，smith bt [au] 表示检索 Smith BT 发表的文献。

（五）限制检索

限制检索是一种辅助的检索技术，意在将检索结果限制在一定范围之内。常见的限制项有出版年份、文献类型、语种、仅要有全文的记录、选择研究对象等。

（六）精确检索与模糊检索

精确检索表示完全匹配，模糊检索表示含有，允许词间插入其他字词。精确检索与模糊检索多用于关键词和作者等字段的检索。例如，在中国学术期刊网络出版总库中，选用"精确"在关键词字段中查"计算机"方面的文献，只检索出关键词为"计算机"的文献，而选"模糊"能检索到关键词为"计算机""计算机软件""计算机管理"等更多的文献。又如，输入"肾衰竭"进行模糊匹配，不仅能检出"肾衰竭"，还能查到"肾功能衰竭"。

（七）扩展检索

扩展检索表现为一词输入、多词命中，其基本原理是通过同义词表、主题词表的树形结构或分类索引，系统自动或半自动地将所输入的检索词转换成多个检索词进行逻辑或（or）运算。例如，中文科技期刊数据库中的"同义词检索"是一种半自动的扩展检索，PubMed 中的 MeSH Database 提供下位主题词的自动扩展检索，中国生物医学文献数据库（CBM）的分类检索提供下位分类号半自动检索。

（八）智能检索智能检索

智能检索智能检索是检索系统利用主题词表、同义词词典等来改善用户的输入，以达到查全的一种检索技术。例如，输入"计算机"，检索系统自动用"电脑""微机"等参与检索，扩大了检索结果，提高了检索质量。

（九）跨库检索跨库检索

跨库检索跨库检索是指通过一次性的检索操作，在统一的检索平台上同时检索多个数据库中的记录。跨库检索是数据库品种日益增多和用户追求查全的产物，它省却了逐一登录和检索多个数据库的烦琐。具有跨库检索功能的平台有 Web of Knowledge、MetaLib、中国知网等。

二、信息检索途径

信息检索途径就是检索工具的实施渠道，检索文献信息就是根据一些给定的特征标识从文献集合体中选取文献信息。检索途径和文献信息的特征密切相关。一般而言，检索者的检索要求通常不外乎两种：一是要查找具有已知文献外表特征的文献，如由书名、著者等检索信息；二是要检索具有所需内容特征的文献，即根据所需文献的主题概念检索信息。为此，在信息检索系统的设计和建设时，正是按照文献的内容特征和外表特征进行标引，形成不同的索引系统，以建立满足检索者这两种需求的各种不同的检索途径。检索途径主要有以下几种。

（一）分类途径

分类途径是按照文献信息的主题内容所属学科分类体系的类目、分类号及分类索引进行信息检索的途径。大多数检索工具或检索系统的正文是按分类编排的，其目录或分类表即是分类索引，提供了从分类角度检索信息的途径。使用分类途径的关键在于正确理解检索工具中的分类体系（如《中图法》），明确课题的学科属性，从而获得相应的分类号，然后按照分类号逐级查找。该途径便于从学科体系的角度获得较系统的文献线索，具有族性检索的功能。

（二）主题途径

主题途径是根据文献内容的主题特征，利用各类主题索引进行信息检索的途径。主题索引指的是将表达文献内容特征的主题词按字顺（字母顺序、音序或笔画顺序等）组织起来的索引系统；检索时只要根据课题确定主题词，便可像查字典一样逐一检索，从主题词之下的索引款目查到所需的文献线索。使用主题途径的关键在于分析课题，提炼主题概念，确定主题词。该途径具有直观、专指、方便的特点，能够满足复杂概念的课题或交叉边缘学科的信息检索需要，具有特性检索的功能。

（三）关键词途径

关键词途径是指以关键词作为检索标识，通过关键词索引来检索信息的一种途径。检索时，只要根据课题要求选择关键词（包括同义词、近义词、形容词形式、不同拼写法等），按字顺在关键词索引中找到该关键词后，再根据其说明语或上下文，即可找到所需的文献线索。

（四）著者途径

著者途径是以著者姓名、学术团体、机构名称作为检索标识，通过利用著者索引来检索文献信息的一种途径。通过著者索引可以查到同一著者的多种著作或论文，对于全面了解某一著者或团体机构的学术观点、研究成果和科研动态极有帮助。著者索引是按照著者姓名的字顺排列的，容易编制，检索直接，查准率高。但由于世界各国的文种繁多，风俗各异，对姓名的写法也不一样，故在使用著者途径检索文献时应遵循著者索引的编制规则。其编制规则主要有以下几点：

（1）著者姓名的次序欧美国家的著者发表文献时的署名习惯是名在前，姓在后，但在检索工具中，必须按照姓在前名在后的次序组织排列，与中国著者的署名习惯相同，且规定姓不能缩写，名字可以缩写，名字缩写之间加圆点，姓名之间加逗号。

（2）合著者与多著者一篇文献只有 2 个著者时，按原文献著者的次序著录；3 个或 3 个以上著者时，只著录第一著者的姓名，其余的用"et al"表示，并在其姓名下著录文献的篇名；不是第一著者的其他著者，无论多少，只在索引中著录姓名，不著录篇名，而用"see"引见到第一著者名下查找原文线索。

（3）团体著者团体机构著者按原名著录，加国别以示区别，按名称字顺排列。

（4）音译规则因语言文字不同，拼音发音各异，为了统一标准，许多国家的检索工具常将各种文字的著者姓名加以翻译，以便统一著录，且各自都制定了音译规则。比较常用的有日本黑本式《日英字母音译表》和国际标准化组织编辑出版的《英俄文音译对照表》，中国人的姓名，均按汉语拼音著录。

（5）前缀姓前有前缀冠词的，与姓名一起著录，并按字顺排列；姓名中的前缀"Mc""M'""Mac"均按"Mac"排在一起；姓名中的"De""Della""Des""La""Van""Vander""Von"等前缀，与姓名一起作为姓名整体排列。

（6）家族和宗教称呼含有"Jr""Sr"等家族称呼的著者，将家族称呼附在著者姓名之后；有等级制家族称号的著者，排在无等级制家族称号的著者姓名之后；有宗教称呼的著者，宗教称呼作为姓名的一部分对待，其称呼连同姓名作为整体排列，不予倒置。

（7）无著者的文献，按文献篇名字顺附在有著者的文献之后。

（五）题名途径

题名途径是以书名、刊名或文献题名作为检索标识，通过书名目录、刊名目录或篇名索引检索文献的途径。它们一般是把文献信息名称按照字顺排列形成一个检索索引系统，以方便大家使用，这类常用的检索工具书有各种书名.刊名目录、各种篇名索引等。

在索引体系编排中，中文的书名、刊名、篇名索引系统一般以下列几种方法进行编排：按拼音字母顺序排列；按笔画多少顺序排列；按部首顺序排列；按四角号码顺序排列。西文的书名、刊名、篇名的索引系统中一般按照字母顺序排列。

中国人习惯于按照题名途径检索书刊，因此从题名途径检索文献信息，符合中国人的思维习惯，书名目录至今仍在我国图书馆目录体系中占据十分重要的地位。在已知书名的情况下检索文献信息十分方便、准确，比较容易掌握。但由于书名途径能将相同主题内容的文献信息集中起来，而且书名检索时必须准确无误，有时同一题名会有不同的结果。如用题名途径检索"马克思、马尾松"，至少会得到两个结果：一是人名、导师，二是植物名称、树种。因此，用书名途径检索文献信息也存在一定的缺陷。

（六）序号途径

序号途径是利用文献信息的各种编号或序号为标识，按照号码的大小顺序编排，以此作为文献信息的检索途径。文献序号对于识别一定的文献，具有明确、简短、唯一性特点，如报告号、国际标准书号、文摘号、专利号以及登记号等。它们根据各种序号编制成了不同的序号索引，使用的检索系统一般有"报告号索引""标准号索引""专利号索引""登记号索引"等，在已知序号的前提下，利用序号途径能查到所需文献，满足特性检索的需要。利用序号途径．需对序号的编码规则和排检方法有一定的了解；往往可以从序号判断文献的种类，出版的年份等等，有助于文献检索的进行。序号途径一般作为一种辅助检索途径进行使用。

（七）其他检索途径

其他检索途径如利用化学分子式索引、生物体索引、药品名称索引的途径等。

三、信息检索步骤

通常情况下，检索者检索的目的和检索的习惯不同，其检索方法、检索途径也会有所差异，但检索的基本步骤却是相同的。正确的检索步骤是取得最佳检索效果的保证，制定科学的检索策略，优化检索方案，可取得最佳的检索效果。利用检索工具进行文献信息检索，一般可采用以下几个步骤进行。

（一）分析研究课题，制定检索策略

检索者首先要了解课题的目的、意义，明确课题的主题和研究要点以及主要特征，然后根据课题研究的特点和检索要求制定检索策略。

检索策略是根据检索要求所采取的检索方针和检索方式，包括检索概念的组配、检索工具的选择以及检索范围（专业、时间、地理、语种和文献类型）的限定等，具体表述为检索式。检索式将各个检索概念之间的逻辑关系、位置关系等用检索系统规定的各种组配符（Operator，也称算符）连接起来，成为人与机器可识别和执行的命令形式。检索词是构成检索式的基本单元，能否准确选择是至关重要的。检索词应满足形式匹配和内容匹配两方面的要求。内容匹配要求，即由主题概念转化而成的检索词须准确、完整地表达检索课题的内容，这是由信息需求决定的。形式匹配要求，即检索使用的语言和检索系统中使用的语言一致，检索词才能被系统"认识"，这是由检索系统来决定的。

（二）确定检索方法，利用检索工具

检索方法的确定要根据课题研究的需要以及所能利用的检索工具和检索手段。在拥有大型检索系统或检索工具较为丰富的情况下，多选择顺查、抽查或倒查的常用方法；在已获得针对性很强的文献时可选择追溯法。

在已有的检索系统中，根据检索课题的主题和学科范围再选择对口的检索工具或数据库。信息检索工具种类繁多、各式各样，我们既没有可能也无

必要去利用所有的信息检索工具，只需要选择那些与主题相关的、符合时间要求的、质量高的信息检索工具。一般说来，可以先利用本单位已有的信息检索工具，再选择单位以外的信息检索工具，在与信息检索主题内容对口的信息检索工具中选择高质量的信息检索工具。具体信息检索工具的类型，可按用途分为两大类：①指示线索型信息检索工具（二次文献），包括书目、馆藏目录、索引、文摘、工具书指南、词典。②提供具体信息的工具书（三次文献），包括百科全书、传记资料、手册、机构名录、地理资料、统计资料、年鉴、政府文献。目前，检索工具大都存在于计算机信息系统中或分布于网络上。

（三）选择检索途径，查找文献线索

根据已经构成的检索式，选择相应的检索途径查找有关的索引，如主题索引、分类索引、作者索引等；再根据索引指示的地址（如文摘号、题录号）在正文部分查得相应的文献线索，如题目、摘要、作者、作者单位、文献来源等。

（四）评价检索结果，索取原始文献

在检索过程中，检索者对每次检索的结果要做出评价和判断，并对检索策略做出相应的修改和调整，直至获得比较满意的结果。例如，当文献检出量太多时，需要考虑适当缩小检索范围，可通过增加限定性检索词或选用概念专指性较强的检索词等方法，以减少文献检出量；反之，如果文献检出量太少，则应考虑相反的措施。

由于目前的检索手段所获得的文献信息，一般是文献的题录或文摘。题录的信息量很少，根本不能满足检索者的研究需要，即使是文摘，也不能代替原始文献。因此，如何利用检索到的文献线索获取原始文献，成为当今信息检索者必须关注的最后一个步骤。①判断文献的出版类型。根据文献出处中已有的信息，判断其出版类型。②整理文献出处。将文献出处中有缩写语、有音译刊名的还原成全称或原刊名。③根据出版类型在图书馆或信息机构查找馆藏目录或联合目录确定馆藏，原则上说应该按"由近及远"的顺序逐步扩大查找馆藏的范围。如本单位、本市、本地区、全国、国外这样的先后次序。④尽可能多渠道、多方式地获取原始信息，如利用与国外图书馆的馆际交换，大型国际联机信息检索系统的联机订购，互联网上的电子邮件和下载服务，或者与出版商直接联系等。近年来，由于计算机技术迅速发展，网络服务日益普及，馆际互借、文献传递等方式逐渐成为重要的原文获取途径。

第三节　医学信息素养

一、信息素养的概念与内涵

（一）信息素养的概念

素养也叫素质，是指决定一个人行为习惯和思维方式的内在物质。在一个人的素质中，基础能力、工作能力、专业能力是基本结构，信息素养就是处在基础能力这一范畴。"信息素养"一词最早出现于美国信息产业协会（IIA）主席保罗·泽可斯基（Paul Zurkowski）在 1974 年给美国政府的报告中，其含义是"利用大量的信息工具及主要信息源使问题得到解答的技术和技能"[①]。1989年，美国图书馆协会将信息素养定义为：信息素养是指个人能认识到何时需要信息，和有效地搜索、评估与使用所需信息的能力。随着时代的发展，人们对"信息素养"概念的理解和认识不断深入，其内涵也在发生变化。虽然目前尚无一种确切的定义，但比较一致的看法是：信息素养是一种有效发现自己的信息需求，并据此从各种不同的信息来源中寻找、检索、获取、判断和组织信息，以及利用、交流和传播信息的能力，其实质是在学习、工作中利用信息的意识和技能。

（二）信息素养的内涵

随着信息社会的发展，信息素养的概念也在不断地发展，从最初指向获取、处理、发布信息的能力，逐渐上升为一个含义广泛的综合性概念。信息素养不仅包括利用信息工具和信息资源的能力，获取、识别、处理、加工、传递和创造信息的能力，还包括批判性思维，以及解决实际问题的综合信息能力。根据目前被广泛认可的观点，信息素养的内涵包括信息意识、信息知识、信息能力和信息道德四个方面的内容。

1. 信息意识

信息意识是在信息社会中所必须具有的观念和意识，包括信息的主体意识、信息获取意识、信息传播意识、信息守法意识和信息创新意识等，主要体现为对信息价值的自觉认识及敏锐的判断力和分析力。信息意识的强弱还体现

---

① 张茂泉. 国内外信息素养研究进展综述 [J]. 山西科技，2008（4）：94.

在是否认识到信息的价值，是否有信息需求的欲望和是否对信息现象敏感及会利用信息。能否自觉培养和不断提高自己的信息意识，能否深刻认识到系统、及时和正确的信息是学习研究及科研决策的基础，决定了人们捕捉、判断和利用信息的自觉程度。信息意识是整个信息素养的前提。一个医学生只有具备良好的信息意识，才能养成捕捉、分析、判断信息的习惯，从而不断提高医学信息的敏感性和洞察性能力。

2. 信息知识

信息知识是指一切与信息活动有关的基本理论、知识和方法。信息知识是一种对信息的态度，是有关信息的特点与类型、信息交流和传播的基本规律与方式、信息的功用及效应、信息检索等方面的知识。医学信息知识还包括对医学信息源（医学学科网站、医学文献数据库、网络医学资源、互联网上的各种医学信息等）的了解，对现代医疗技术知识（如医院信息系统、电子病历、现代医疗技术信息等）的掌握等方面的知识。只有具备了一定的信息知识，才能对信息进行有效的收集利用，才能够激活原有的学科专业知识，使文化知识和专业知识发挥更大的作用。信息知识是信息素养的基础。

3. 信息能力

信息能力是指人们有效利用信息服务和信息资源获取信息、加工处理信息以及创新信息的能力，包括信息、工具利用能力、基本信息能力、利用信息处理问题的能力及信息交流传播能力。利用主要信息工具的能力是指对 Medline、BP、CA、CBM 等书目数据库，万方知识平台、维普中文期刊库、清华同方 CNKI 和 ScienceDirect、OVID、EBSCOhost 等主要外文全文数据库，循证医学数据库、药学相关数据库等生物医学常用数据库的检索能力，以及常用的有价值的生物医学专业网站的检索能力。基本信息能力包括收集信息、分析信息、处理信息和展现信息的能力，熟悉现代文献检索技术，能根据自身需要从网络中选择和获取信息的能力。利用信息处理问题的能力主要包括对信息的综合运用、创新信息、解决实际问题的能力，核心是形成终身学习能力和知识创新能力。信息交流传播能力是指在传递信息过程中掌握传播途径与方法的能力，通过各种渠道将新的信息传递给他人，与他人交流、共享，促进更多新知识、新信息产生的能力。信息能力强的人，可以在大量无序的信息中辨别出自己所需的信息，迅速有效地获取、利用信息，并创造出新信息。信息能力是信息素养的核心内容和重要组成部分。

4. 信息道德

信息道德是指在信息的采集、加工、存贮、传播和利用等活动的各个环节中，用来规范其间产生的各种社会关系的道德意识、道德规范和道德行为的总和。信息道德是信息活动中应自觉遵守的道德准则和信息法律法规，主要包括行为规范、法律法规、知识产权等。医学信息道德还包括遵守医学信息规范、尊重患者隐私和病历文档、尊重知识产权等。信息道德要求在获取与利用信息时，树立法制观念，增强信息安全意识，准确合理地使用信息。在搜集、使用、传播、创造信息的过程中，应遵循一定的信息道德，遵守有关的法律法规，合理利用信息资源，既避免违法的信息行为，又要保护自身的技术成果。信息道德是信息素养的准则，是信息素养中不可缺少的部分。

（三）信息素养能力标准

1.美国高等教育信息素养能力标准

为了推动信息素养教育的开展，美国大学和研究型图书馆协会董事会通过了《美国高等教育信息素养能力标准》，这一标准为全球高等教育提供了讨论信息素养的概念框架，被世界各国广泛采纳使用、该标准认为，信息素养在当代科技迅速发展和信息资源极其丰富的环境下变得越来越重要。由于环境变得愈渐复杂，个人在学习、工作和生活中面临着多样化的、丰富的信息选择。信息可以来自图书馆、社区、行会、媒体和互联网，越来越多的未经过滤的信息的出现使得它们失去了真实性、正确性和可靠性。另外，个人很难理解和评估以图片、声像和文本的形式存在的信息。如果缺乏有效利用信息的能力，大量信息本身并不能使大众从中汲取知识，因此学习信息的获取、利用、筛选等方法是必要的，并将为其一生学习奠定基础。

《美国高等教育信息素养能力标准》描述的信息素养能力包括5大标准、22项执行指标和若干个子项，5大标准分别为：

（1）有信息素养的学生有能力决定所需信息的性质和范围。

（2）有信息素养的学生可以有效地获得需要的信息。

（3）有信息素养的学生能评估信息和它的出处，然后把挑选的信息融合到他（她）们的知识库和价值体系。

（4）不管个人还是作为一个团体的成员，有信息素养的学生能够有效地利用信息来实现特定的目的。

（5）有信息素养的学生熟悉许多与信息使用有关的经济、法律和社会问题，并能合理合法地获取信息。

2.我国高校大学生信息素质指标体系

我国教育部高校团工委信息素质教育工作组在前人研究的基础上，提出了《高校大学生信息素质指标体系（讨论稿）》，为我国高校实施信息素质教育和评价人才综合素质提供了重要指标和依据。《高校大学生信息素质指标体系（讨论稿）》共有 6 项一级指标，17 项二级指标。其中一级指标如下。

指标一：具备信息素质的学生能够了解信息以及信息素质能力在现代社会中的作用。

指标二：具备信息素质的学生能够确定所需信息的性质与范围。

指标三：具备信息素质的学生能够有效地获取所需要的信息。

指标四：具备信息素质的学生能够正确地评价信息及其信息源，并能够有效利用。

指标五：具备信息素质的学生能够有效地管理、组织与交流信息。

指标六：具备信息素质的学生能够独立或是合作完成一项具体的信息检索和利用任务。

二、医学信息素养的提出

（一）医学信息素养的概念及提出

1985 年，在医学教育领域，《医疗远程通信：医学科学与艺术的根本变化》一文中首次提出"Information Literacy"这一术语[①]。文章同时指出，计算机和医学信息检索系统的应用将对医学实践产生根本性和重要性的变革，信息素养应该是未来医生医疗实践中的必备技能，强调了信息素养在医学领域的重要性。

真正让信息素养概念为医学教育普遍接受的是 21 世纪初两个重要医学教育标准的颁布。2001 年，国际医学教育界同时颁布了《本科医学教育国际标准》（ISUME）和《全球医学教育最低基本要求》（GMER）两个标准，分别从医学教育过程和教育结果的角度对医学生提出了具体的要求，其中包含了对医学生信息素养能力的具体要求。

《本科医学教育国际标准》于 2001 年 6 月，由世界卫生组织（WHO）和世界医学教育联合会（WFME）面向全球联合发布，该标准将医学教育结构和过程分为 9 大领域，在"教育资源"领域中设置了"信息技术"子领域，提出：医学院校的师生应当能够利用信息和通信技术进行自觉获取信息、治疗病人及开展卫生保健工作。

1999 年 6 月 9 日，经纽约中华医学基金会（CNB）理事会批准资助，成

---

① 杜建，张士靖.医学领域信息素养的发展及其标准化评估实践研究综述 [J].图书情报工作，2010，54（6）：48.

立了国际医学教育专门委员会（IME），该委员会的任务是为制定本科医学教育"全球最低基本要求"提供指导。2001年11月，IME正式出台《全球医学教育最低基本要求》（GMER）文件提出了世界各地医学院校培养医学生都必须具备的基本素质。他们通过收集和研究世界各国医学教育的要求和标准，提出了世界各地医学院校培养医学生都必须具备的基本素质。该要求包括7个宏观的教学结果和能力领域：①职业价值、态度、行为和伦理；②医学科学基础知识；③沟通技能；④临床技能；⑤群体健康和卫生系统；⑥信息管理；⑦批判性思维和研究。其中，信息素养是重要的组成部分。

（二）开展医学信息素养教育的意义

1. 促进医学专业学习

医学科技迅猛发展，无论是医学生还是医学从业者都需要不断地学习新知识，捕捉新信息，每天都面临着如何从大量的信息中检索有用信息的问题。因此，只有掌握了信息获取与利用的技能，才能对信息的价值进行判断，迅速选取有用的信息，发现信息中隐含的相互关联，掌握相关学科领域的专业知识，提高个人知识水平，从而更有效地进行学习和科学研究[①]。

2. 跟踪最新医疗技术

现代医学发展非常迅速，理论不断更新，技术不断涌现，医学信息层出不穷。只有具备较强的医学信息素养，才能在网络上熟练地检索各种医学专业数据库和网上电子期刊，才能促进自身学术水平的提高，掌握新的医疗技术，丰富新的医学思维和观念，与时俱进，具备对于医学研究的新领域、新技术、新器械的跟踪学习能力，特别是有利于及时掌握医学前沿高新理论和技术，从而极大地提高医学科研及临床医疗水平。

3. 提高科研创新能力

创新并不能凭空产生，需要在收集多种信息、交互作用的基础上，才能迸发出创造性思维的火花。创新与信息获取具有很强的依赖关系，人们头脑中所进行的创造性思维活动必须利用外界的信息为其提供方向、目标和动力，也就是为创新活动提供所需的原材料。越善于获取、开发和利用信息的人创新能力越强，创新人才通常是那些具有高度信息素养的人，只有拥有高度敏感、自觉的信息观念，主动获取信息的意识，高超的信息检索能力，才能成为信息时代的弄潮儿，才能不断创新，推动科学技术的发展。

---

① 宋国英，韩富贵，张炳臣，等. 以提升能力为抓手培养医学生信息素养 [J]. 卫生职业教育，2019，37（3）：3.

4.具备终身学习能力

医学教育是终身教育，终身学习是个人的责任，也是信息时代社会发展和人类发展的客观要求。信息素养就是培育人"学会学习"的能力，"培养学习能力和学习意识"，因此，信息素养的高低可以影响一个人终身学习的质量，甚至终身能取得的成就[①]。信息素养作为一种高级的认知能力，同批判性思维、问题解决的能力一起，构成了学会如何学习的基础，对学习者信息素养的培养就是终身学习的本质与核心。特别是在信息数量急剧增长及医学知识更新速度加快的信息时代，只有具备良好的信息素养，才能够识别信息需求，进而获取、评价、利用信息来更新专业知识。

5.推动医疗实践发展

信息素养是循证医学及转化医学实现的先决条件。循证医学强调基于问题的研究，依靠当前最好的临床研究证据，结合医学经验和病人需求决策与实践，所以及时，系统地获得最佳证据是循证医学研究和实践的基础。各种网站、检索系统、数据库等都是循证医学证据的来源，必须对大量的信息资料做出准确的判断、评估，最后再进行后效评价，才能形成新的知识信息。良好的信息素养对循证医学实践的顺利进行起到重要作用。转化医学的核心是在从事基础科学发现的科学家和临床医生之间建立起有效的联系，特别关注将基础分子生物医学研究转化为最有效和最合适的疾病诊断、治疗和预防模式的过程。只有具备较强的信息交流、捕捉、分析能力，才能促进基础研究和临床之间的沟通，拉近两者之间的距离，才能组建科研团队，进而建立稳定的学科交叉的开放式研究平台。转化医学需要的信息分析与交流和沟通能力都有赖于信息素养的支持。

第四节　医学文献信息分析

一、医学信息分析的含义

（一）医学信息分析的含义

1.信息分析

信息分析是一种对信息定向选择和科学分析的研究活动，即按特定的需要

① 于钦明，陈卓，刘俊涛，等.信息化时代医学生信息素养培育研究[J].医学信息学杂志，2019，40（4）：90.

有目的地对信息进行深度加工的过程。所谓信息加工的过程，就是对信息进行鉴别、评价、筛选、揭示、整序、分析、提炼、组织和综合研究等，使信息从无序到有序，给信息重新定位的过程，也是创造新信息系统和赋予信息新价值的过程。通过信息分析，可以达到去伪存真、净化信息环境和排除信息干扰的目的，同时也可以集合信息和加速信息交流。信息分析产生于科技领域，是科技、经济和信息工作发展到一定阶段的产物。信息分析是以社会需求为基础，以先进的信息技术和方法为手段，以形成增值的知识产品为决策科学化服务为主要目的的一种知识生产活动。面对信息爆炸的今天，要求有行之有效的方法与之相适应，才能从大量无序信息中提炼出有价值的信息。

信息分析的目的主要是为决策服务。它既可为战略决策服务，也可为战术技术发展服务；既可为科研服务，也可为生产、教育或其他事业服务，并且越来越成为国家经济发展决策的一个重要依据。总的说来，信息分析研究的主要内容包括以下几个方面：一是科技发展的动态信息的分析研究；二是专业、学科或单项和综合技术信息的综合分析研究；三是科技、经济发展决策和管理信息的分析研究；四是技术经济信息的分析研究；五是市场信息的分析研究。

2.医学信息分析的含义

随着社会的不断进步和发展，医学信息资源的开发利用已成为医学进步和发展的重要推动力量，同时医学信息分析已逐步渗透到医学的各个领域。

医学信息分析是根据课题研究目标，收集国内外相关医学信息，经过鉴别筛选后，对有价值的医学信息进行综合分析，编写出有根据.有分析、有对比、有评价和有预测的报告，为医学教学、科研、临床检测、卫生服务、卫生管理和市场商务提供知识管理和科学服务的劳动过程。

医学信息分析对跟踪国内外医学科研的发展状态、预测医学科研发展趋势、分析国内外医学科研环境、制订医学科研发展规划等都起着重大的作用。在课题选题时，通过信息分析可以帮助用户了解课题研究的相关背景、国际国内研究的现状，决定课题的定向、创意、实际可行性。如国内外已有哪些相关研究以及研究水平、目前的研究中尚有哪些问题有待解决、国内外研究的动向和主攻点。在课题研究中，通过信息分析，用户可了解同类研究的最新方法，解决科研过程中的各种技术问题，掌握相关领域研究的最新动态，不断地完善课题，使课题更富有新意，也有利于科研课题更趋于成熟合理。课题完成后，通过信息调研，将本课题与国内外相关研究进行科学性、新颖性、先进性和实用性比较，找出本课题的创新点，确定成果研究水平是世界领先还是国际水平或国内领先。

（二）学习医学信息分析的意义

信息分析是利用文献信息的主要手段之一，学习信息分析具有重要的实际意义。

从人才培养的宏观角度来说，信息分析能力是大学生整体素质重要组成部分之一。作为信息素养的有机组成部分，在了解医学信息检索基本知识和基本过程，掌握各种医学文献数据库的检索技能之后，更应注重文献信息分析能力的培养。

从个人专业发展的微观角度来说，对于从事医学科学研究和医疗实践的医学生而言，要进行有效的学习和实验，掌握信息分析技能是其未来生存和发展的基础。只有这样，才能对信息的价值进行判断，迅速选取有用的信息资源，发现文献信息中隐含的相互关联，从而掌握相关学术领域知识，提高自己的学术水平。

从生存发展环境的客观角度来说，在当今信息爆炸的时代里，文献信息数量呈指数方式增长，医学专业人员面临着海量的信息，如何利用信息分析技术，从大量的文献信息中获取自己所需要的那部分信息，日益成为医学专业人员需要掌握的重要技能之一。

二、医学信息分析的种类

医学信息分析按研究内容可分为以下几种：

（一）医学科学发展全局信息分析

该种类主要通过医学科学的发展现状、重大成就、最新进展、重要理论、实验技术、未来发展以及各种科学数据等的分析，提出涉及医学科研政策、规划科技发展方向及对社会的影响较大的决策与方案等。

（二）医学科学专题信息分析

该种类包括如医药卫生重点产品、关键技术、制造工艺等医药卫生技术信息分析；基础医学发展研究，临床或实验发展研究；临床诊治方案选择；公共卫生、群体医学专题研究等。

（三）卫生经济信息分析

该种类包括从科技角度出发，研究卫生技术经济问题，如疾病负担、成本效益分析等；从产品角度出发，研究市场问题，如消费需求分析、市场需求预测等。

（四）卫生政策与管理信息分析

该种类包括科学技术和国民经济发展的目标、规划、政策及措施等有关的宏观管理研究和企事业的微观管理研究。

（五）医学科研管理情报分析与调研

事实类、数据类信息：查询某种疾病的诊治标准、发病统计、化学物质特性、名词解释及基本概念等；文献类信息：查找与某课题相关的研究文献，文献收藏处：查找刊登期刊的收藏图书馆。

（六）医学科学管理情报调研

宏观管理与政策学科包括：医疗体制改革、医学科技管理与科技政策、科研项目经费、人力及物资成果管理等。

按时间可分：医学史分析研究，包括医学的发展历程、经验教训等；医学现状研究，如医学当前水平、最新动态、基本差距及基础数据等；还有就是未来研究，如医学科学发展趋势及发展战略等。

三、医学信息分析步骤

（一）确定信息分析的目标

医学信息分析要根据课题的需要和用户特定委托的需求。确定信息分析要求和信息分析目标，为使信息分析更具针对性，分析人员应直接接触课题主要决策者，沟通并了解信息分析的真实需求，同时也要和国内外信息系统建立有效的联系，掌握国内外科学技术相关信息资源建设的情况，以使信息分析工作更具针对性，满足用户需求。

（二）制订信息分析计划

分析要求和分析目标确立后，为了保证分析工作的顺利进行，必须制订详细的计划，明确信息分析研究的目的、主要内容，确定文献资源及收集的范围及时间，制订实施计划的措施、研究的方法、完成时间与步骤。

（三）搜集信息资料

医学信息分析主要的研究对象是医学文献资源，广泛搜集分析所需的信息资料是信息分析的重要条件，及时掌握完整、可靠的信息资料，以及具备熟练的信息检索技能方法是有效地完成搜集信息资料工作最重要的保障。

（四）信息资料的鉴别、整理与分析

通过检索文献和实际调查所得的资料是原始素材，必须经过筛选、鉴别、整理，才能加以应用。在此基础上，运用科学的方法予以分析，进行逻辑推理、归纳、综合等思维方法以及统计、分类与文献计量学方法，才能得出信息分析的结论。

（五）撰写信息分析报告

信息分析的成果必须以书面的形式加以表达和反映，同时信息分析工作的最终质量就反映在分析报告上。

四、医学信息分析方法

同任何科学研究一样，医学信息分析也要采用各种方法，对方法的合理使用是决定信息分析水平和效率及信息分析质量和效益的重要因素。医学信息分析方法是指医学信息分析研究过程中所采取的一切方法和技巧的总和。医学信息分析是信息分析的重要组成部分，遵循信息分析的活动规律。常用的医学信息分析方法有如下几种。

（一）比较分析法

比较分析法是确定事物之间差异点和共同点的逻辑方法，是对所搜集的信息资料进行比较、鉴别和判断的一种方法，也是信息分析中最常用、最基本的一种定性分析方法。在信息分析与研究中，常见的比较对象有科学研究水平、发展条件和发展特点的比较，社会发展的条件及历史背景的比较，某一学科或技术发展历史和现状的比较，工业技术水平的对比，技术方案和决策方案的比较，市场需求与销售情况的比较等多个方面。根据不同的标准和角度，比较分析法可归纳为纵向比较法和横向比较法。

1.纵向比较法

对同一事物不同时期的状况进行比较，如数量、质量、性能、参数、速度和效益等特征进行比较，认识事物的过去、现在和未来发展趋势，提示事物的发展过程。由于这是同一事物在时间上的比较，所以又称为动态比较。

2.横向比较法

对不同区域比较，如对不同国家、地区和部门的同类事物进行比较，找出差距，判明优劣。这种方法主要用于同时期内科学研究、科学技术和管理决策等方面水平的比较。由于这是同类事物在空间上的比较，所以又称为静态比较。

对比分析法通常采用三种方式进行对比，即数字对比、图示对比和文字描述对比。应用比较分析法必须抓住主要矛盾，要注意在时间、空间范畴等方面的可比性，防止认识上的片面性，避免表面化。

（二）相关分析法

相关分析法是指事物之间或者事物内部各个组成成分之间经常存在某种关系，比如现象与本质、原因与结果、目标与途径、事物与条件等关系，通过分析这些关系，可以从一种或几种已知的事物来判断或推知未知的事物，这就是相关分析法。相关分析法涉及研究对象的质和量两个方面，包含定性分析和定量分析两项内容。这种分析方法的特点是由此及彼、由表及里，应用非常广泛，尤其适用于军事技术、专利及其他难得到的技术情况的研究。例如，利用相关法分析专利文献发表数量，预测技术的发展阶段。在各类文献信息中，专利文献是显示科学技术发展的最敏感的指标。如果对有关某项技术的专利文献进行全面的调查统计，并按照时间顺序画出专利文献量的变化曲线，那么这条曲线一般能够准确地反映出该项技术的兴起、发展、全盛和衰落。

（三）综合分析法

综合分析法又称综合归纳法，把与研究对象有关的情况、数据和素材进行归纳与综合，把事物的各个部分、各个方面和各种因素联系起来考虑，从错综复杂的现象中探索他们之间的相互关系，以达到从整体的角度通观事物发展的全貌和全过程，从而获得新的认识和新的结论的目的，是一种常用的定性分析方法。在信息分析研究中，经常应用综合法。例如，产品信息分析总是先调查国内外同类产品材质、结构和性能，搜集并分析各项技术参数，然后对各家的优点进行综合，把技术的先进性同本企业技术水平、能源、材料、设备能力、人员状况、市场销售潜力及企业管理水平等各方面综合起来，最后提出对新产品开发或技术改造的具体建议。

（四）引文分析法

引文分析法是文献计量分析中的一种经典方法，也是应用广泛的方法之一。文献计量分析法是以文献为对象，以数学和统计学为手段，用量的概念表述科学现象的一种宏观研究方法。它是集数学、统计学和文献学为一体，对文献信息进行定量分析的一门交叉学科。构成文献计量学核心的几个规律是文献增长率、文献老化率、文献离散定律、文献引用定律和论文作者分布定律，在文献计量过程中可依据这些经验规律分析研究被研究对象的定量特征。例如，利用文献增长定律可以帮助掌握某项技术发展的动态过程和所达到的水平；研究文献老化定律可以帮助判断某项技术的发展速度、适用时间及可能被淘汰的年限；运用文献离散定律及其等级排列技术和分析方法可进行学科幅度比较，判断有关学科领域范围的大小及发展的成熟程度；利用文献引用定律可研究学科的分类和发展问题等。引文分析法就是从引文入手，利用数学、统计学等方法和比较、归纳、抽象、概括等逻辑方法，对科学期刊、论文和著者等各种分析对象的引用与被引用现象进行分析，以便揭示其数量特征和内在规律的一种文献计量分析方法。

第五节 医学信息检索效果评价

医学信息检索的效果评价同一般信息检索的效果评价，内容如下。

一、文献检索效果

信息检索效果是信息检索目标的完成情况，涉及用户对检索过程和检索结果的满意程度，包括对文献内容、文献数量、文献质量、耗费时间、花费等方面。

二、影响检索效果的因素

影响文献检索效果的因素有两个方面，一个是检索系统，另一个是检索系统用户，包括检索课题的提出者和检索者。

（一）检索系统因素

检索系统的优劣直接影响检索效果，再优秀的检索者都不可能在一堆杂乱无章的文献中找到满意的文章。检索系统方面的因素有：

（1）数据库的标引深度和标引范围。

（2）词表结构和词间关系。

（3）索引词的抽词方法和专指性。

（4）检索系统检索功能的多寡。

（5）用户负担的轻重。

（二）用户因素

影响检索效果还有用户本身方面的因素，主要有：

（1）不了解数据库的收录范围和类型。

（2）不熟悉数据库的检索功能和检索方法。

（3）检索策略过于简单。

（4）检索词选择不当。

（5）检索课题的背景知识，包括学科背景和专业背景等。

本书主要论述检索者对于检索系统的使用，对影响检索系统的因素不作详细介绍，主要从检索者进行检索过程的角度对检索效果的提高进行分析。一个优秀的检索者必然对检索系统有一定的了解，对检索的主题所属学科有一定的了解，再辅以一些检索经验和技巧，便能实施高质量的检索过程.

三、检索效果评价指标

最为著名的文献检索效果评价指标为美国学者克莱弗登（C.W.Cleverdon）的研究结论，评价文献检索效果的指标主要有 6 个：收录范围、查全率、查准率、响应时间、用户负担和输出形式。收录范围指的是数据库覆盖的学科范围、文献的类型、文献的数量和时间跨度；查全率是指检索系统检出文献的能力；查准率是指检索系统拒绝不相关文献的能力；响应时间指的是从提交查询式到检索出文献所耗费的时间；用户负担是指用户在检索过程中所花费的物力、财力、智力和体力的总和；输出形式是指检索结果的输出格式和方式。

对于用户来说，对得到的检索结果最为关心的问题是：第一，检索到的文献内容是否恰恰是需要的内容；第二，所需要的文献是否都包含在本次检索的结果中。这两个问题分别对应着 6 项检索效果指标中的查准率和查全率。

查准率和查全率这两个指标均与"相关性"这一概念有关。"相关性"一词是在 20 世纪 30 年代由布拉德福（S.C.Braford）首次引入信息科学。当时他提出了"与某一学科相关的论文"这一说法，此说法后来被称之为"标题相关"。本书认同相关性是文献的主题相关，不排除用户的主观性差异。假设根据某一检索课题，系统中相关文献集合为 T，利用某一检索策略检出的全部文献集合为 N，集合 T 和 N 的交集就是检出的相关文献，即命中文献，数量为 m，系统中未被检出的相关文献集合为 $T\text{-}N$，即漏检的文献，数量为 t，检出的非相关文献集合为 $N\text{-}T$，即噪音，数量为 n。

查全率（简称 R）是检索系统中检出的相关文献数量（m）与检索系统中相关文献总量（$m+1$）的比率，即：

$$查全率（R）=\frac{检出的相关文献数量}{系统中全部相关文献数量}\times100\%=\frac{m}{m+1}\times100\%$$

查准率（简称 P）是检索系统检出的相关文献数量（m）与检出的文献总量（$m+n$）的比率，即：

$$查全率（P）=\frac{检出的相关文献数量}{检出文献总量}\times100\%=\frac{m}{m+n}\times100\%$$

查全率与查准率之间具有密切的关系。实践证明，在某次具体的检索操作中，通常采取措施提高查全率时会降低查准率，反之，采取措施提高查准率时则会降低查全率。查全率和查准率这种互逆的关系，使我们在检索中很难实现查准率和查全率均逼近于 100%。因此，我们在检索中要根据课题的实际需求．确定是以查准为主还是以查全为主，或是寻求查准与查全之间的平衡。

检索效果评价指标，特别是查全率和查准率在检索过程中有着重要的作用，指引着一次文献检索过程的方向，是文献检索的风向标。有了这个方向，才能完成一次满意的检索过程。

第三章 中文医学信息检索与数据库应用

第一节 中国生物医学文献数据库

一、数据库概述

（一）数据库简介

中国生物医学文献数据库（CBM）是中国生物医学文献服务系统（SinoMed）中的一个子数据库，是一个文摘型的数据库。其是由中国医学科学院医学信息研究所于1994年研制开发的综合性中文医学文献数据库，收录1978年至今1800余种中国生物医学期刊，以及汇编、会议论文的文献题录820余万篇，全部题录均进行主题标引、分类标引，同时对作者机构、发表期刊、所涉基金等进行规范化加工处理，支持在线引文检索，辅助用户开展引证分析、机构分析等学术分析。年增文献量约50万篇，每月进行更新。学科覆盖范围涉及基础医学、临床医学、预防医学、药学、中医学及中药学等生物医学的各个领域。

自1995年起，它收录的约70%的文献带有文摘，近年它实现了与维普全文数据库的链接，可直接通过链接维普全文数据库获取1989年以来的文献全文。数据库的全部题录均根据美国国立医学图书馆最新版《医学主题词表》、中国中医研究院中医药信息研究所《中国中医药学主题词表》，以及《中国图书馆分类法·医学专业分类表》进行主题标引和分类标引。CBM是目前收录国内生物医学期刊最全的文摘型数据库。进入中国生物医学文献服务系统（SinoMed）首页，点击"中国生物医学文献数据库"即可进入中国生物医学文献数据库（CBM）的检索界面。

（二）CBM的功能特点

1.具有多种词表辅助检索功能

CBM有主题词表、索引词表、分类表等，且有丰富注释信息。

2.主题词和分类号标引规范

CBM 的全部记录按照美国国立图书馆的《医学主题词表》（即 MeSH）和中国中医研究院中医药信息研究所的《中国中医药学主题词表》进行主题标引，并根据《中国图书馆分类法》进行分类标引。

3.检索入口多，检索功能完备

CBM 提供了篇名、作者、关键词、中英文主题词、文摘、分类号、出版地等检索入口，还可以进行二次检索，主题词、副主题词的扩展检索，加权检索等，并提供了分类导航、期刊导航服务，有较为完备的文献类型、年龄组等限定检索功能。

4.提供全文服务

CBM 已与重庆维普资讯有限公司进行合作，在网上提供全文链接服务，可为用户提供全文浏览、下载服务。

（三）数据库可检索字段

CBM 的记录包括 30 多个可检索字段，表 3-1 列出的是部分字段的英文、中文检索标志符及注释。

表 3-1　部分字段的英文、中文检索标志符及注释

AA	著者文摘
AB	文摘
AD	地址（第一著者地址）
AU	著者
CL	分类号
CT	特征词
FS	资助类别
ID	资助编号
IS	ISSN（国际标准连续出版物号）
LA	语种（缺省值为中文）
MH	主题词
MMH	MMH（主要概念主题词）
PG	页码
IP	期

PP	出版地（期刊出版地）
PY	出版年
PT	文献类型
SO	出处（复合字段，包括 TA、PY、VI、IP、PG 五个字段）
TA	期刊名称
TI	中文题目
TT	英文题目
TW	关键词
VI	卷

（四）检索运算符

CBM 使用的检索运算符主要有布尔逻辑运算符、字段限制符、范围运算符、通配符等。

1. 布尔逻辑运算符

布尔逻辑运算符有 AND、OR、NOT 三种，分别表示逻辑与、逻辑或、逻辑非。

2. 字段限制符

字段限制符有"IN"和"＝"两种，如果检索要求指定在某个字段中，可使用字段限制符"IN"。其使用格式为：检索词 IN 字段标识符，字段标识符可用中文或英文缩写。例如，"白血病 IN TW"或"白血病 IN 关键词"，均可查到文献关键词字段中含有"白血病"字样的所有文献，也可以用"＝"进行精确查找，格式为：字段标识符＝检索词，例如："AU ＝马智"，可查到作者为马智的所有文献。

3. 通配符

"？"替代 0～1 个中文字符，例如，检索表达式"马智？IN AU"可以查到含有马智、马智超、马智杰等记录。值得注意的是检索时要用半角的"？"符号。

"*"替代任意多个字符，例如，检索表达式"肝*炎疫苗"可以查到含有肝疫苗、肝炎疫苗、肝炎减毒活疫苗、肝炎病毒疫苗、肝炎病毒 DNA 疫苗等记录。

当检索表达式含有多个逻辑运算符时，系统将按照 NOT ＞ AND ＞ OR 的顺序运算，若要改变运算顺序，可用括号将需要先运算的逻辑关系括起来。

二、检索途径和方法

（一）基本检索

1.单个检索词检索

在基本检索的状态下，检索框中可输入任意的中英文字、词、数字、带通配符的字词就可进行检索。进入基本检索的状态后，系统默认字段包括中文标题、摘要、作者、关键词、主题词和刊名内容的组合。例如，在输入框中输入"乙肝"，那么只要在标题、摘要、作者、关键词、主题词和刊名内容里出现"肝炎"一词的文献，都能命中。此外还有全部字段和各种指定字段（指选择某一特定的字段检索，如中文题目、作者、刊名等）检索功能。用户检索时可在"检索入口"的下拉列表中选择字段。

2.逻辑组配检索

（1）当输入多个检索词时，如果中间不使用逻辑运算符号，那么系统默认对检索词之间进行 AND 运算。如输入"肝炎 预防"，系统会查询有关肝炎和预防两项内容的文献。

（2）多个检索词之间可直接使用逻辑运算符 AND、OR 和 NOT。具体示例如下。

糖尿病 AND 高血压：指检索有关糖尿病和高血压两个词为主要内容的文献。

萎缩性胃炎 OR 小细胞肺癌：指检索有关萎缩性胃炎或者小细胞肺癌为主要内容的文献。

肺部疾病 NOT 肺炎：指检索肺部疾病但不包含肺炎的相关文献。

检索词与 AND、OR 和 NOT 等逻辑运算符之间需要使用半角空格。

（3）当检索词含有"–""（"等特殊符号时，要用英文半角双引号标志检索词，如"1，25–（OH）2D3"。

（4）检索词可使用单字通配符"？"、任意通配符"％"，例如输入"胃？癌"，系统会查询有关胃癌、胃底癌、胃肠癌、胃腺癌等文献信息；输入"肝％疫苗"，系统会找出肝炎疫苗、肝炎灭活疫苗、肝炎治疗性疫苗等文献。

3.二次检索

二次检索是在上一次检索结果的基础上再一次检索，它与第一步检索词之间的关系为"逻辑与"。通常情况下，基本检索中 AND 的逻辑组配检索与分步的二次检索结果是一致的。二次检索通常用来缩小检索范围，并可多次使用。

（二）主题检索

单击"主题检索"选项卡进入主题检索界面。该界面在检索入口提供了中文主题词和英文主题词两种检索入口。在检索框内输入检索词，系统首先在主题词轮排索引中对检索词进行查找，显示含有该词或片段的所有的主题词、相关主题词列表。例如，输入"艾滋病"，单击"检索"按钮，系统将检索出"艾滋病"的主题词"获得性免疫缺陷综合征"以及有关"获得性免疫缺陷综合征"的主题词。

主题检索轮排索引词条中左侧为款目词，中间为主题词。选择好主题词后，单击该主题词，可见系统提供了副主题词的组配表、主题词的英文详细注释及树形结构图。副主题词是对某一主题词的复分和补充，使检索的主题概念更加完整。选定组配的副主题词后，单击"添加"按钮，系统把所选定的词添加到右边的框内。并非每个主题词都有相应的副主题词进行组配的，只有两者之间有合理的逻辑关系才能形成组配关系。通常输入医学病症的名称，副主题词会自动提供组配病症的相应组配词表，比如遗传性、并发症、病因、诊断、治疗方法等，输入药物名称，副主题词表会自动转换为相关组配词，比如成分、化学合成、毒性、临床应用等，系统会根据输入的检索词自动调整副主题词表的组配。目前 MeSH 提供的副主题词有 83 个，在检索过程中可以根据课题的需要选择合适的副主题词进行组配。在选择副主题词的过程中系统会根据选择的副主题词在词表下方对副主题词进行解释说明。确定副主题词后单击"添加"按钮，将所选副主题词添加到右方框内，可同时选择多个副主题词进行组配使用。如需取消右框中的副主题词，只需双击右框中的副主题词便可删除。

副主题词表下方列出了主题词的详细信息，包括英文名称、相关参见、标引注释、主题词详解、树形结构图等。树形结构图是对主题词的上下位类列表而形成的结构图形，主题词与上下位类之间是隶属关系。每一个树形结构图的隶属侧重不同。

（三）分类检索

单击"分类检索"选项卡，进入分类检索界面。该系统提供分类号和类名两种检索入口，在检索输入框内输入检索词，单击"检索"按钮，系统显示含有该检索词的类号—类名列表，或类名—类号列表。选择所需的类名或类号后，进入新的界面。新界面中，勾选"扩展检索"项表示对该类号及其下位类号标引的文献进行查找，否则系统仅对该类号标引的文献进行检索。"选择复分号"是供用户勾选相应的复分号与主类号组配，其作用类似主题检索时选择副主题词。单击"查找"按钮，系统进行检索，在基本检索界面显示检索结果。分类检索常用于学科大类的检索，检索结果往往数量比较多，在检索时多结合二次检索使用。

（四）期刊检索

单击"期刊检索"选项卡，进入期刊检索界面。该页面提供了期刊导航和关键词检索两种查找方式。期刊导航按类或者按拼音的顺序可直接链接期刊列表，单击列表中的期刊名可打开链接页面查看该刊的刊名、刊期、出版地、出版单位等详细信息，亦可选择年代和期数直接浏览该刊的某一期的内容。关键词检索，则在期刊检索页面"检索入口"下拉列表中选择刊名、出版单位、出版地、期刊主题词等选项，然后在其文本框中输入检索词，单击"查找"按钮，可以直接定位到某种期刊。系统完成检索运算后，返回"基本检索"界面，显示检索结果。

其中，使用刊名的检索与期刊主题词的检索是有区别的。使用刊名检索，只能检索到刊名包含检索词的期刊；使用期刊主题词检索，可以检索到检索词所属学科的所有期刊。例如，在刊名文本框中，输入检索词"儿科学"，检索结果只有《国际儿科学杂志》《中华现代儿科学杂志》两种。选择期刊主题词检索，输入检索词"儿科学"，检索结果有《临床儿科杂志》《临床小儿外科杂志》《实用儿科临床杂志》等儿科学刊物。所以选择的检索入口不同对检索结果还是有较大影响的。通常情况下，没有针对性地查找某刊物，只是对某学科的刊物进行了解，选择期刊主题词检索的查全率会高一些。

（五）作者检索

单击"作者检索"选项卡，进入作者检索界面。在检索输入框中输入完整作者名或作者名片段，单击"查找"按钮，系统显示包含检索词的作者列表。选择作者名，检索出该作者的所有文献。与基本检索界面的作者检索不同的是，在作者检索界面可以进行第一著者检索，即单击作者对应的第一作者图表，则检索出该作者作为第一著者发表的文献。

（六）机构检索

机构检索可以了解指定机构及其作为第一机构时论文发表情况和被引用情况。选择"机构检索"标签即进入机构检索界面，页面分为左右两栏，左侧是机构分类导航，右侧是机构名称首字母导航。可通过输入机构名称，直接查找机构；也可通过分类导航，逐级查找所需机构。

机构名称支持单字通配符（？）和任意通配符（％）检索，通配符的位置可以置首、置中或置尾。如：北？大学、解放军％医院、％人民医院。

例：在"机构检索"中查找"山西省儿童医院"的发文情况。

第一步。在机构检索页面的机构名称处，输入"山西省儿童医院"，点击"查找"。

第二步：浏览查找结果，在列出的所有机构名称中，查找"山西省儿童医院"。点击机构名称、命中文献数或勾选机构前面的方框，再点击"检索"，即可查看该机构的发文情况，点击"第一机构命中文献数"，则可查看该机构作为第一作者机构的发文情况。

（七）基金检索

基金检索可帮助用户查找特定基金项目成果发表情况。选择"基金检索"标签即进入基金检索界面，页面左侧是基金分类导航，右侧显示基金名称、基金管理机构以及命中文献数。可通过输入基金名称或者基金项目（"项目名称"或"项目编号"）直接查找基金，也可通过分类导航逐级查找浏览。基金名支持单字通配符（？）和任意通配符（％）检索，通配符的位置可以置首、置中或置尾，如：教育？基金、国家％基金、％大学基金。

例：检索教育部资助的"长江学者奖励计划"基金的发文情况。

第一步：在CBM基金检索界面，输入"长江学者奖励计划"，点击"查找"。

第二步：浏览基金查找结果，在列出的所有基金名称中，选择"长江学者奖励计划"。点击基金名称、命中文献数或勾选基金前面的方框，再点击"检索"，均可查看该基金资助项目的成果发表情况。

（八）引文检索

引文检索支持从被引文献题名、主题、作者/第一作者、出处、机构/第一机构、资助基金等途径查找引文，帮助用户了解感兴趣的文献在生物医学领域的引用情况。选择"引文检索"标签，即进入引文检索方式。

在引文检索方式下，常用字段包括被引文献题名、被引文献出处和被引文献主题3个检索项；被引文献主题包括被引文献题名、关键词和主题词3个检索项。检索历史最多能保存200条检索表达式，可实现一个或多个历史检索表达式的逻辑组配检索。检索策略可以保存到"我的空间"和订阅RSS。

在引文检索结果界面，用户还可对检索结果做进一步的限定，包括限定被引频次、被引年代、引文发表年代等。

例：检索2015-2020年间被引文献主题包含"胃肿瘤"的引文。

进入 CBM 的引文检索页面，在被引年代处选择"2015"和"2020"，检索入口选择"被引文献主题"，输入"胃肿瘤"，点击"检索"，即可查看到所需结果。

三、个性化服务

"我的空间"是 SinoMed 系统为用户提供的个性化服务功能。SinoMed 系统用户有集团用户和个人用户 2 种类型。所谓"集团用户"，是指以单位名义或 IP 地址进行系统注册的用户，某一集团用户下可以有多个子用户。"个人用户"则是指以个人名义进行系统注册的用户，下面不再设子用户。SinoMed 的"个人用户"无须二次注册，直接使用系统注册时所用的用户名和密码即可登录"我的空间"；但"集团用户"下的子用户则需要单独注册"我的空间"后才可登录使用。

登录，点击页面右上方的"我的空间"进入注册界面，设置个人用户名和登录密码并提交即可注册"我的空间"。用户注册个人账号后方能拥有 SinoMed 系统"我的空间"权限，享有检索策略定制、检索结果保存和订阅、检索内容主动推送、邮件提醒等个性化服务。

（一）我的检索策略

在已登录"我的空间"前提下，从检索历史页面勾选一个或者多个记录，保存为一个检索策略，并且可以为这个检索策略赋予贴切的名称。保存成功后，可以在"我的空间"里对检索策略进行导出和删除操作。点击策略名称进入策略详细页面，可对策略内的检索表达式进行"重新检索""删除""推送到邮箱"和"RSS 订阅"。通过策略详细页面的"重新检索"，可以查看不同检索时间之间新增的文献数量。

（二）我的订阅

在已经登录了"我的空间"的前提下，从检索历史页面，可以对历史检索表达式进行邮箱订阅或者 RSS 订阅。邮箱订阅是指将有更新的检索结果定期推送到用户指定邮箱，可以设置每条检索表达式的推送频率，并可浏览和删除任意记录的邮箱推送服务。RSS 订阅则支持对每条 RSS 订阅记录的浏览和删除。

（三）我的数据库

在登录了"我的空间"的前提下，从检索结果页面，可以把感兴趣的检索结果添加到"我的数据库"。在"我的数据库"中，可以按照标题、作者和标签查找文献，并且可以对每条记录添加标签和备注信息。通过标签和备注，可以从课题、项目、学科、主题等角度，对所收藏的文献进行分类组织和标注。

（四）引文追踪器

引文追踪器用于对关注的论文被引情况进行追踪。当有新的论文引用此论文时，用户将收到登录提示和邮件提示。对于单篇文献，在登录了"我的空间"的前提下，可以创建"引文追踪器"，并发送到"我的空间"，追踪该引文的最新被引情况。

（五）我的写作助手

医学写作助手（MWA）是一款文献管理与辅助写作的个性化软件工具，依托 SinoMed 医学文献资源，为用户提供专业、全面的医学类文献收集、管理、写作、投稿的一条龙服务。

可以从 SinoMed 的主页上的"辅助写作"链接进入，也可以直接输入网址登录。个人用户的用户名和密码与您在 SinoMed 中的一样，集团用户可以免费自行注册自己的用户名和密码。

医学写作助手的功能：①个性化文献管理（"我的文献"）可建立个人文献管理体系，能分类管理收集到的文献题录与全文资料。②文献收集提供对 SinoMed 以及 PubMed 资源的一站式检索与检索结果保存到个性化文献管理体系中。③用户也能将在 CNKI、维普、万方、Google scholar 等系统中检索出的文献题录信息导入到文献管理体系中。④论文投稿提供按学科领域将相关的核心期刊进行分类查询，并提供该期刊的基本信息和征稿信息以及可以通过邮件和在线投稿的网络链接。

四、结果显示和输出

检索结果的显示通常按时间顺序呈倒序的方式显示，最新的文献显示在最前面。其格式包括题录格式、文摘格式和详细格式。题录格式包括标题、著者、著者单位、出处和相关文献字段，如果需要查询题录的详细内容，可以选择文摘格式或详细格式显示检索结果。文摘格式显示的内容包括标题、著者、著者单位、文摘、出处、关键词和相关文献字段。详细格式则显示所有字段。

检索结果页面显示的条数设置为 5、10、20、50、100 均可，还可以选择按著者、年代或期刊等对检索结果进行排序。

对记录进行标记的方法是单击每条记录左侧的多选框，在"结果输出"按钮后的下拉菜单中可以选择文本显示或文件保存，若有勾选的记录，单击"结果输出"按钮，直接显示或保存勾选记录。若无勾选记录则显示或保存本页所有记录。

第二节　中国知识基础设施工程

一、数据库概述

（一）数据库简介

中国知识基础设施工程网（简称 CNKI）是以实现全社会知识资源传播共享与增值利用为目标的信息化建设项目，由清华大学、清华同方发起，始建于1999 年 6 月。在党和国家领导以及教育部、中宣部、科技部、新闻出版总署、国家版权局、国家计委的大力支持下，在全国学术界、教育界、出版界、图书情报界等社会各界的密切配合和清华大学的直接领导下，CNKI 工程集团经过多年努力，采用自主开发并具有国际领先水平的数字图书馆技术，建成了世界上全文信息量规模最大的"CNKI 数字图书馆"，并正式启动建设《中国知识资源总库》及 CNKI 网格资源共享平台，通过产业化运作，为全社会知识资源高效共享提供最丰富的知识信息资源和最有效的知识传播与数字化学习平台。

CNKI 工程的具体目标，一是大规模集成整合知识信息资源，整体提高资源的综合和增值利用价值；二是建设知识资源互联网传播扩散与增值服务平台，为全社会提供资源共享、数字化学习、知识创新信息化条件；三是建设知识资源的深度开发利用平台，为社会各方面提供知识管理与知识服务的信息化手段；四是为知识资源生产出版部门创造互联网出版发行的市场环境与商业机制，大力促进文化出版事业、产业的现代化建设与跨越式发展。

（二）数据库产品介绍

CNKI 集中国和世界科学知识与优秀文化资源之大成，拥有学术文献、国际文献、特色文献与行业数字图书馆四大产品系列。

学术文献，包括学术期刊、博硕士论文、会议论文、科技成果、统计年鉴、中外标准、专利、图书、报纸、工具书等。

国际文献，包括 NSTL 外文期刊论文、NSTL 外文学位论文、NSTL 外文会议论文及德国 Springer 公司期刊数据库。

特色文献，包括高等教育、基础教育、科普文献、政报公报、经济信息、党建文献、精品文化、文艺作品、国学宝典以及哈佛商业评论数据库。

行业数字图书馆是为各行业提供专业化知识和个性化服务的平台，主要包括中国医院数字图书馆、中国农业数字图书馆、中国城建数字图书馆、中国企业数字图书馆、中国法律数字图书馆以及中国党政数字图书馆。

1.中国学术期刊网络出版总库（CAJD）

《中国学术期刊网络出版总库》（简称 CAJD），中国知识基础设施工程的重要组成部分，是目前世界上最大的连续动态更新的中国学术期刊全文数据库，以学术、技术、政策指导、高等科普及教育类期刊为主，内容覆盖自然科学、工程技术、农业、哲学、医学、人文社会科学等各个领域。数据库收录自 1915 年以来出版的期刊，部分期刊回溯至创刊，如 1915 年创刊的《清华大学学报（自然科学版）》《中华医学杂志》等。CJFD 的产品形式包括 CJFD（Web版）、中国学术期刊（光盘版）（CAJCD）、中国期刊专题全文数据库（光盘版）。本节主要介绍中国期刊全文数据库（Web 版）。

2.中国博士学位论文全文数据库（CDFD）

《中国博士学位论文全文数据库》（简称 CDFD），是目前国内相关资源内容完备、数据规范、实用方便的博士学位论文全文数据库。收录 1984 年以来全国"985""211"工程等重点高校，中国科学院、社会科学院等研究院所的博士学位论文，内容覆盖基础科学、工程技术、农业、医学、哲学、人文、社会科学等各个领域。

3.中国优秀硕士学位论文全文数据库（CMFD）

《中国优秀硕士学位论文全文数据库》（简称 CMFD），是目前国内内容最全、质量最高、出版周期最短、数据最规范、最实用的硕士学位论文全文数据库。重点收录 1984 年以来全国"985""211"工程等重点高校，中国科学院、社会科学院等科研院所的优秀硕士论文，内容涵盖基础科学、工程技术、农业、哲学、医学、哲学、人文、社会科学等各个领域。

4.国内外重要会议论文全文数据库

国内外重要会议论文全文数据库的文献是由国内外会议主办单位或论文汇编单位书面授权并推荐出版的重要会议论文，由中国学术期刊（光盘版）电子杂志社编辑出版的国家级连续电子出版物专辑，包括《中国重要会议论文全文数据库》和《国际会议论文全文数据库》。

《中国重要会议论文全文数据库》重点收录 1999 年以来，中国科协、社科联系统及省级以上的学会、协会、高校、科研机构、政府机关等举办的重要会议上发表的文献。其中，全国性会议文献超过总量的 8000，部分连续召开的重要会议论文回溯至 1953 年。

《国际会议论文全文数据库》重点收录 1999 年以来，中国科协系统及其他重要会议主办单位举办的在国内召开的国际会议上发表的文献，部分重点会议文献回溯至 1981 年。

5.中国重要报纸全文数据库

《中国重要报纸全文数据库》收录了 2000 年以来中国国内重要报纸刊载的学术性、资料性文献的连续动态更新的数据库，主要收录报纸上具有较为重要的情报信息与研究价值的各学科文献。

6.中国年鉴网络出版总库

《中国年鉴网络出版总库》是目前国内最大的连续更新的动态年鉴资源全文数据库，收录 1949 年以来国内的中央、地方、行业和企业等各类年鉴的全文文献，内容覆盖基本国情、地理历史、政治军事外交、法律、经济、科学技术、教育、文化体育事业、医疗卫生、社会生活、人物、统计资料、文件标准与法律法规等各个领域。

年鉴内容按国民经济行业分类，可分为农、林、牧、渔业、采矿业、制造业、电力、燃气及水的生产和供应业、建筑业、交通运输、仓储和邮政业、信息传输、计算机服务和软件业、批发和零售业、住宿和餐饮业、金融业、房地产业、租赁和商务服务业、科学研究、技术服务和地质勘查业、水利、环境和公共设施管理业、居民服务和其他服务业、教育、卫生管理、社会保障与社会福利业、文化、体育和娱乐业、公共管理和社会组织、国际组织等行业。

地方年鉴按照行政区划分类，可分为北京市、天津市、河北省、山西省、内蒙古自治区、辽宁省、吉林省、黑龙江省、上海市、江苏省、浙江省、安徽省、福建省、江西省、山东省、河南省、湖北省、湖南省、广东省、广西壮族自治区、海南省、重庆市、四川省、贵州省、云南省、西藏自治区、陕西省、甘肃省、青海省、宁夏回族自治区、新疆维吾尔自治区、香港特别行政区、澳门特别行政区、台湾地区共 34 个省级行政区域。

7.中国科技项目创新成果鉴定意见数据库（知网版）

《中国科技项目创新成果鉴定意见数据库（知网版）》主要收录正式登记的中国科技成果，按行业、成果级别、学科领域分类。每条成果信息包含成果概况、立项、评价，知识产权状况及成果应用，成果完成单位、完成人等基本信息。核心数据为登记成果数据，具备正规的政府采集渠道，权威、准确。数据库收录从 1978 年至今的科技成果，部分成果回溯至 1920 年。

8.中国引文数据库

《中国引文数据库》（简称 CCD），收录了中国学术期刊（光盘版）电子杂志社出版的所有源数据库产品的参考文献，涉及期刊、学位论文、会议论文、图书、专利、标准、报纸等超千万次被引文献。该库通过揭示各种类型文献之间的相互引证关系，不仅可以为科学研究提供新的交流模式，同时也可以作为一种有效的科学管理及评价工具。

9.CNKI 外文文献数据库

CNKI 外文文献数据库，收录了 40 多家国际著名出版商的期刊文献题录数据，其中包括 Springer、Taylor & Francis、John Wiley &. Sons、Wolters Kluwer、Emerald、剑桥大学出版社、ProQuest、PubMed、英国皇家物理学会、美国数学学会、英国皇家学会、Informa Healthcare、J-STAGE、DOAJ 等。文献量共计超过 5 000 万篇，可以通过篇名、关键词、作者、DOI、作者单位、刊名、ISSN 等项进行检索，免费浏览题录信息。文献最早可追溯至 1840 年，为国内用户提供跨平台、一站式外文检索服务，部分 OA（Open Access）期刊可实现全文免费下载。

三、检索途径和方法

以 CJFD 为例。CJFD 提供快速检索、标准检索、专业检索、作者发文检索、科研基金检索、句子检索、来源期刊检索和期刊导航八种检索途径。以下介绍最主要的三种。

（一）标准检索

首次进入 CJFD 检索界面为标准检索界面。标准检索一般按以下步骤进行。

1. 选择检索学科领域范围

根据需要多选或单选一个专题或子专题。

2. 选择检索字段

CJFD 提供的检索有篇名、主题词、关键词、摘要、作者、单位、刊名、参考文献、基金、ISSN、年、期等字段。

其中期字段的检索输入以 2 位字符表示，如 01 表示第一期，12 表示第十二期；增刊以"s"表示，如"s1"表示增刊 1，"s2"表示增刊 2；合刊以"z"表示，如"z1"表示每一次合刊，z2 表示第二次合刊，以此类推。

基金指文章所属或相关项目在实施过程中所受资助的基金名称及资助说明。一个项目有一项基金或多项基金资助。

CJFD 检索词的文本框后系统提供了 1～9 个词频选择和检索词的扩展功能，扩展功能为篇名、关键词、主题词、文摘等字段的检索词提供交叉相关词的参考和选择。例如，输入检索词"高血压"，单击"扩展"按钮，系统会提供"高血压"的交叉相关词表供参考，选定所需的扩展词，单击"确定"按钮，系统将默认相关词与检索词之间是逻辑与的关系。如果选择多个相关词，那么系统将默认多个相关词之间的关系是逻辑或的关系。

3.选择逻辑组配

当需要对多个涉及内容检索项进行检索时，可使用逻辑组配进行检索。只要单击"+"或"-"图标，就能增加或删除检索项。系统一次最多能提供六个检索项检索。它们的优先级运算相同，按先后顺序进行组合检索。

4.选择期刊年期范围

范围限定为1979年至今的任意时间段。

5.选择更新时间

更新时间包括全部数据、最近一周、最近一个月、最近半年的数据等。

6.选择来源期刊类别的限定

来源期刊包括全部期刊、核心期刊、EI来源期刊、SCI来源期刊。

7.匹配选择

匹配可为精确匹配或是模糊匹配。

精确匹配的功能是查询某一字段里与检索词完全相同的文献。模糊匹配的功能是查询某一字段里与检索词或包含检索词的文献。

8.中英文扩展选择

中英文扩展即对输入的中文检索词自动扩展检索相应检索项中英文词语的一项检索控制功能。仅在"匹配"中选择"精确"时，中英文扩展功能才能使用。

（二）专业检索

系统提供了一个可按照自己需求进行逻辑组配检索的功能入口，单击"专业检索"项，进入专业检索界面。专业检索的检索步骤如下。①选择检索范围。②输入检索式。③单击"检索文献"按钮。系统提供21个可检索字段：主题、题名、关键词、摘要、作者、第一责任人、机构、中英文刊名、引文、全文、年、期、基金、分类号、ISSN、CN等。多个检索项的检索表达式可使用AND、OR、NOT逻辑运算符进行组合；三种逻辑运算符的优先级相同；如果要改变组合的顺序，需要使用英文半角圆括号"（）"将条件括起来；所有符号和英文字母，都必须使用英文半角字符；逻辑关系符号与（AND）、或（OR）、非（NOT）前后要空一个英文半角字符；按真实字符（不按字节）计算字符数，即一个全角字符、一个半角字符均算一个字符。

（三）期刊导航

CJFD提供了期刊详细的导航服务，导航分为首字母导航、专辑导航、数据库刊源导航、刊期导航、出版地导航、主办单位导航、发行系统导航、期刊荣誉榜导航、世纪期刊导航、核心期刊导航等。

其中期刊导航在首页将期刊分为理工 A、理工 B、理工 C、农业、医疗卫生、文史哲、政治军事与法律、教育与社会科学综合、电子技术与信息科学和经济管理等十大专辑。用户可直接通过文献信息所属专辑直接单击链接，系统将所选学科的所有的刊物封面显示于页面。CJFD 提供给用户的导航服务较为详细，使用方便快捷。

期刊导航的检索项提供了刊名、ISSN 和 CN 三种检索入口，用户可根据文献的相关信息选择相应的入口，输入相关检索词便可进行检索。

四、检索结果显示和保存

（一）概览页

检索结果系统默认为概览页面。页面左上方为文献导航区域，供用户选择检索范围。页面右上方为初级框，可根据检索结果进行重新检索和二次检索，用于调整检索结果。右下方为检索结果概要列表，包括文献的篇名、作者、刊名、年／期等内容。用户直接单击题名，可链接进入细览页面。用户单击篇名右侧下载图标，系统将提供下载、保存此题名的全文数据的功能。标准检索与专业检索的检索结果格式与快速检索的基本一致。

（二）细览页

单击某一篇名的链接后，进入细览页面。细览页面链接主要包括：①参考文献——作者在写文章时所引用或参考的并在文章后列出的文献的题录；②引证文献——引用或参考文献的文献，也称来源文献；③共引文献——与文献主体共同引用的某一篇或某几篇文献的一组文献；④共被引文献——文献主体的引证文献的参考文献；⑤二次参考文献——文献正文后所列每一篇参考文献的参考文献；⑥二次引证文献——引证文献的引证文献；⑦读者推荐文章——根据日志分析和读者反馈信息获得的与来源文献最相关的部分文献；⑧相似文献——根据动态聚类算法获得的，在内容上与来源文献最接近的部分文献；⑨相关研究机构——根据文献主题内容的相似程度而聚集的一组研究机构（用户通过相关机构链接，可从中国基础设施工程网数据库列表上获得相关文献信息及全文）；⑩文献分类导航——主体文献在《中图法》分类系统中的类目及其上级类目的分层链接；⑪相关期刊——与文章所登载的刊物内容较相似的部分期刊。

（三）保存题录

系统提供四种保存格式，分别为简单格式、详细格式、引文格式、自定义格式题录保存只需在检索结果的概览页而便可完成。保存题录的操作步骤如下。①选择题录。在概览页面分别勾选所要保存的文献记录或单击"全选"按钮。②存盘。单击"存盘"按钮，系统弹出一个窗口将选中的文献记录以默认格式显示，并提供四种格式（简单、详细、引文格式、自定义）以供选择。选择"自定义"时，系统提供以下信息项供选择：题名、作者、关键词、单位、摘要、基金、刊名、ISSN、年、期、第一责任人。③预览。选择不同保存格式，再单击"预览"按钮，可查看样式是否符合需求。④打印或复制保存。单击"打印"按钮，将所选中的题录保存格式输出到纸载体上；如要复制保存，则将页面复制并选择"另存为"命令保存文件。⑤清除设定。该操作只是对"自定义"项起作用。单击"清除设定"按钮，将清除原先的题录信息保存项，可重新选定自定义信息项。

第三节　万方数据知识服务平台

一、数据库概述

（一）平台简介

万方数据知识服务平台由万方数据股份有限公司研制开发，它集品质知识资源、先进的发现技术、人性化设计于一身，是国内一流的品质知识资源出版、增值服务平台。万方数据知识服务平台是建立在因特网上的大型科技、商务信息服务平台。自1997年8月面向社会各界开放以来，其丰富的信息资源在国内外产生了较大影响。万方在全国各省市建有几百个服务中心，直接用户达数万人。可以说，万方数据资源系统以其巨大的信息量和方便的检索查询功能成为我国信息界的知名品牌。目前平台出版的资源总量超过2亿条，全面覆盖各学科、各行业，基于海量高品质的知识资源，运用科学的方法和先进的信息技术，构建了多种增值服务。

目前万方数据资源系统有中文书目数据库和事实数据库100多种。这些数据库分为四大系统，它们分别是科技信息系统、数字化期刊、企业服务系统、医药信息系统。万方数据资源系统按照资源类型又可分为全文类信息资源、文摘题录类信息资源及事实型动态信息资源三类。

万方数据知识服务平台访问方式包括远程包库访问、本地镜像方式和检索卡 3 种。机构用户一般使用本地镜像或远程包库方式访问，采用 IP 控制方式登录检索、浏览和下载全文。个人用户登录后可免费阅读数据库的题录及部分摘要，如要阅览全文，则需购买检索卡。

（二）平台首页

进入万方数据知识服务平台首页，平台首页由快速检索区、特色功能服务区、专题服务区、资源更新区和科技动态区等几个部分组成。

1.快速检索区

快速检索区位于平台首页上端显著位置，提供检索词（检索式）输入框，系统默认在学术论文（包括期刊、学位、会议、外文文献等）范围内快速检索文献。

2.特色功能服务区

特色功能服务区位于平台首页的中部，包括知识脉络分析、学术统计分析、万方学术圈、专利工具、论文相似性检测、查新 / 跨库检索、科技文献分析、国家经济统计数据库，以及行业知识服务、编辑部专用服务和作者专用服务等。

3.资源更新区

资源更新区位于平台首页下端，列出了万方数据知识服务平台各个数据库的总记录数、最新资源更新时间和更新条数。用户可以点击资源更新区的各个数据库名称，进入相应数据库资源介绍页面，并可通过该页面的"期刊浏览""学位论文浏览"等链接进入相应数据库检索页面。

4.专题服务区

专题服务区位于平台首页右侧，显示热点专题。点击"专题服务"右边的"更多"进入专题检索页面，系统按医药食品、工业技术、文体教育、社会科学、农林渔牧、自然科学、经济与法律、综合专题等提供相关信息。

5.科技动态区

科技动态区位于首页右侧中部，显示最新科技动态信息。可以通过点击该区的文章标题获得详细内容，点击"更多"按钮，进入科技动态页面，了解更多科技动态信息。

（三）平台主要资源介绍

万方数据知识服务平台的数据资源建立在万方数据庞大的数据库群之上，是以中国科技信息研究所的全部信息服务资源为依托，以科技信息为主，集经济、金融、社会、人文信息为一体，汇集了中外期刊论文、学位论文、会议论文、专利、标准、科技成果、政策法规、图书等文献信息，内容涉及自然科学和社会科学各个专业领域。

期刊数据库是万方数据平台的重要组成部分，收录自 1998 年以来各类期刊 8500 余种，其中核心期刊 3200 余种。

学位论文库，收录自 1980 年以来我国自然科学领域各高等院校、研究生院以及研究所的硕士、博士以及博士后论文，其中"211"高校论文收录量占总量的 70% 以上。

会议论文库收录了由中国科技信息研究所提供的，1985 年至今由国际及国家级学会、协会、研究会组织召开的各类学术会议论文，以一级以上学会和协会主办的高质量会议论文为主。每年涉及近 3000 个重要的学术会议。

专利库收录了国内外的发明、实用新型及外观设计等专利，内容涉及自然科学各个学科领域。

标准库综合了由国家技术监督局、建设部情报所、建材研究院等单位提供的相关行业的各类标准题录，包括中国行业标准、中国国家标准、国际标准化组织标准、国际电工委员会标准、美国国家标准学会标准、美国材料试验协会标准、美国电气及电子工程师学会标准、美国保险商实验室标准、美国机械工程师协会标准、英国标准化学会标准、德国标准化学会标准、法国标准化学会标准、日本工业标准调查会标准等。

中国科技成果库是国家科技部指定的新技术、新成果查新数据库，其收录范围包括新技术、新产品、新工艺、新材料、新设计，主要收录了国内的科技成果及国家级科技计划项目，内容涉及自然科学的各个学科领域。

法规库收录自 1949 年新中国成立以来全国各种法律法规，内容不仅包括国家法律法规、行政法规、地方法规，还包括国际条约及惯例、司法解释、案例分析等。

外文文献库包括外文期刊论文和外文会议论文。外文期刊论文收录了 1995 年以来世界各国出版的 20900 种重要学术期刊，部分文献有少量回溯。每年增加论文约 100 万余篇，每月更新。外文会议论文收录了 1985 年以来世界各主要学协会、出版机构出版的学术会议论文，部分文献有少量回溯。每年增加论文约 20 余万篇，每月更新。

二、检索途径和方法

万方数据知识服务平台提供跨库检索和单库检索 2 种方式，这 2 种方式均提供简单检索、高级检索和专业检索 3 种方法。

（一）跨库检索

跨库检索可实现学术期刊、学位论文、会议论文、外文期刊、外文会议论文、OA 论文 6 个数据库中学术论文的跨库检索，万方平台默认跨库检索包括以上 6 个数据库。其他数据库只能单库检索。

1.简单检索

在默认的 6 个数据库中检索。虽然只给一个检索框，也可实现多个检索项的逻辑组配检索。检索时，在输入框中直接输入单一检索词即可检索；若要进行多检索项的逻辑组配检索，还需在检索词前限定检索项（用"："分割）。例如，检索复旦大学的张军发表的所有学术论文。在检索框中输入"单位：复旦大学作者：张军"。

检索结果页面不但列出命中文献、提供二次检索，而且对命中文献进行了各种分组。页面中上部分是二次检索窗口；左上部分提供了检索结果的学科分类及数量；左下部分是检索结果的文献类型、发表年份等分组及数量；中间下部分给出命中文献总数并逐一列出命中文献。用户可通过二次检索或选择各种分组缩小检索范围。

2.高级检索

高级检索能实现多个检索项的逻辑组配检索，可在默认数据库中选择目标数据库，可设置结果输出排序方式等，使用很方便。在此页面点击"专业检索"可进入专业检索页面。

3.知识脉络检索

知识脉络检索包括知识脉络检索和比较分析两项功能。知识脉络检索是在文本框内输入一个关键词，然后点击后面的"知识脉络检索"，就可以检索到相关文献在每个年度的发文数量。通过这个数量可以大体判断某个研究内容的发展趋势。比较分析是对输入文本框内的多个关键词，在每个年度的命中文献数量的比较，通过比较可判断多个词在不同时间点上的研究情况。进行比较分析时，系统会自动生成一些相关词，用户选择这些词，系统就会自动将结果可视化展示出来。

（二）单库检索

以万方数据知识服务平台的期刊数据库为例。在平台首页，点击"期刊"标签，进入万方数据期刊论文数据库的检索界面。

1.简单检索

简单检索是系统默认的检索方式，可进行"论文检索"和"刊名检索"的切换。

（1）论文检索：按论文检索是按论文的内容查询文献，选择论文检索，并在检索框中输入检索词，单击相应的检索按钮，系统将显示期刊相关的文献。仅按论文检索途径检索得到的结果往往会多一些，系统在页面的左侧提供了缩小检索范围区，内容包括标题、作者、关键词、摘要、年代、全文期刊的限定，系统还提供直接链接近一年、近三年、近五年和全部年份的按钮。系统中间显示相关文献、文献相关信息的列表，系统默认文献按相关度排列。单击"新论文优先，系统将按文献入库时间由近及远顺序排列显示。"

在检索结果页面，系统提供了二次检索功能，可通过选择标题、作者、关键词、摘要或年代字段以及勾选是否有全文，进一步缩小检索范围；检索结果上方的检索框中仍保留着上次使用的检索词，可以清空，重新输入新的检索词进行新的检索。

（2）刊名检索：在检索词输入框中，输入全部或部分期刊名称，点击"检索刊名"即可。例如：检索期刊"中华医学杂志"的相关信息，其步骤如下。第一步：在检索框中输入"中华医学杂志"，点击"检索刊名"。第二步：在含有该检索词的刊名列表中，选择"中华医学杂志"，点击刊名进入检索结果页面。该页面显示了期刊主要信息，包括论文阅读（最新一期目录及收录汇总）、征稿启事、统计分析（影响因子、发文量、总被引频次等）、动态、关于本刊（期刊简介、主要栏目、期刊信息、获奖情况）。

2.高级检索

高级检索的功能是在指定的范围内，通过增加检索条件满足用户更加复杂的需求，以检索到满意的结果。点击首页检索框右侧的"高级检索"，进入高级检索和专业检索页面。

高级检索提供了分栏式检索词、检索式输入方式，输入框默认为3组，可以通过点击"+"或"-"添加或删除检索条件行，最多可增加到6组。而且还可选择检索字段（主题字段包含标题、关键词和摘要）、匹配条件（精确匹配表示输入的检索词和与检索结果中的一致；模糊匹配表示检索结果中含有所输入检索词的词素）、逻辑运算（包括逻辑与、逻辑或、逻辑非）、检索年度限定。另外还提供检索历史查看功能。

例如，在"高级检索"方式下，查找二甲双胍治疗糖尿病方面的文献。第一步：在高级检索界面第一行检索框中，输入"二甲双胍"，在第二行检索框中，输入"糖尿病"；系统默认字段为全部，可选择主题或题名字段，检索结果会更加切题；系统默认匹配条件为"模糊"，模糊检索相比精确检索查全率更高。第二步：选择逻辑运算"与"。第三步：点击"检索"按钮，即可获得所需文献。

3.专业检索

专业检索比高级检索功能更强大，但需要检索人员根据系统的检索语法编制检索式进行检索，适用于熟练掌握 CQL 检索技术的专业检索人员。专业检索与高级检索在同一页面，选择专业检索标签即进入专业检索界面。

检索规则：含有空格或其他特殊符号的单个检索词用引号表示不可拆分，精确匹配；多个检索词之间根据逻辑关系使用 *（逻辑与）、+（逻辑或）、−（逻辑非）连接。系统提供检索的有主题、题名或关键词、题名、创作者、作者单位、关键词、摘要、日期等，在检索表达式框中直接输入检索式，点击"检索"按钮执行检索。构建检索表达式时，也可在右侧"可检字段"对话框中选择相应的检索字段，输入检索词，选择布尔逻辑运算即可，无须手动输入检索字段和布尔逻辑运算符。逻辑运算按从左到右顺序进行。

例如，在"专业检索"方式下查找艾滋病的健康教育方面的文献。第一步：在检索表达式框中输入检索式：艾滋病 +aids* 健康教育。第二步：点击检索，即可获得所需文献。系统默认在全部字段中对所输入的检索词进行检索，如果要将检索词限定在特定字段检索，可输入检索式"字段名：检索词"。例如，要检索标题中含有"艾滋病"的文献，则在检索框内输入检索式"title：艾滋病"。系统对同一字段的限定字段名称有多种形式，如"title"也可以用"标题""题名"表示。如果需要对检索词进行精确检索，则在检索词上加""或者《》，专业检索界面提供了日期范围的检索选项。

4.学术期刊导航

在期刊单库检索页面，提供本周更新期刊列表和最新上网期刊列表。万方数据期刊论文数据库将所有期刊按照学科、地区和首字母 3 种方式进行分类导航，以实现期刊快速浏览和查找。单击分类下的类目名称，即显示该分类下的期刊列表。如"医药卫生"类目下的期刊共计 1219 种，单击"核心刊"和"优先出版"按钮，可分别显示"医药卫生"类目下的核心期刊和优先出版期刊。单击"刊名"进入该刊详细信息页面。万方数据系统将收录的全部期刊分为哲学政治、社会科学、经济财政、教科文艺、基础科学、医药卫生、农业科学、工业技术 8 个大类，各大类下又分为若干个二级类目，医药卫生大类下分有16 个二级类目：预防医学与卫生学、医疗保健、中国医学、基础医学、临床医学、内科学、外科学、妇产科学与儿科学、肿瘤学、神经病学与精神病学、皮肤病学与性病学、五官科学、特种医学、药学、大学学报（医药卫生）、医药卫生总论。通过点击表中的各级类目可列出该类目下的全部期刊，点击刊名即可查看某一期刊的各年、期目录及全文。

三、检索结果处理

（一）检索结果排序显示

在简单检索状态下，检索结果可以按相关度优先、经典论文优先、新论文优先和其他（仅相关度、仅出版时间、仅被引频次）进行排序，并可以在不同的排序方式之间进行切换。经典论文优先是指被引用次数比较多，或者文章发表在水平较高的期刊上、有价值的文献排在前面。相关度优先是指与检索词最相关的文献优先排在最前面。新论文优先是指发表时间最近的文献优先排在前面。

在高级检索状态下，检索结果可以按相关度和新论文排序，用户可根据检索需求的不同灵活调整。均可选择每页按 10、20、50 篇文献显示检索结果。

（二）检索结果聚类导航分组

在简单检索状态下，检索结果按出版状态（正式出版论文、优先出版论文）、学科类别、论文类型（期刊、会议、学位、外文文献等）、发表年份、期刊分类等条件进行分组，选择相应的分组标准，可达到限定检索、缩小范围的目的。

（三）查看期刊论文详细信息

在检索结果界面点击文献标题，进入期刊论文详细信息页面，可获得文献的详细内容和相关文献信息链接，包括文献的题名、作者、刊名、摘要和基金项目等，还有参考文献、相似文献、相关博文、引证分析、相关专家、相关机构等链接。

（四）检索结果输出

1.题录下载

在高级检索和专业检索状态下，检索结果界面全选或部分勾选所需文献题录，点击"导出"按钮，最多可导出 50 条记录。系统默认导出文献列表，在该界面可以删除部分或全部题录。系统提供"参考文献格式""NoteExpress""RefWorks""NoteFirst""EndNote""自定义格式"和"查新格式"保存题录。根据需要选择导出方式，点击"导出"按钮，题录按照所选方式保存下来或导出。

2.全文下载

万方数据知识服务平台提供了全文浏览和下载功能，期刊论文采用 PDF 格式，查看和下载全文需要安装 Adobe Reader 软件。全文不能批量下载，每次只能下载 1 篇。在检索结果页面点击"下载全文"或者 PDF 图标，系统弹出对话框。根据需要打开或保存期刊论文全文。对于万方数据的非正式用户，如需查看和下载全文，可通过购买万方充值卡或手机支付等方式获取全文。

3. 引用通知

万方数据知识服务平台为用户提供指定论文的引用通知服务。每当订阅的论文被其他论文引用时，系统就以 E-mail 或 RSS 订阅的方式及时通知用户，有利于用户了解指定论文的权威性和受欢迎程度。目前，该项服务仅面向注册用户开放。

第四节　维普中文科技期刊数据库

一、数据库概述

（一）数据库简介

维普网是重庆维普资讯有限公司旗下的网站。重庆维普资讯有限公司的前身为中国科技情报研究所重庆分所数据库研究中心，它是中国第一家进行中文期刊数据库研究的机构，自 1989 年起专门致力于期刊等信息资源的深层次开发和推广应用。维普中文科技期刊数据库收录 1989 年以来国内 12000 余种期刊，年增长量 200 余万篇。数据库按学科范围分为自然科学、农业科学、医药卫生、教育科学、经济管理、图书情报和工程技术七大专辑。医药卫生专辑收录医药卫生专业期刊约 2000 种。维普中文科技期刊数据库可通过镜像站点、包库和网上检索卡等方式使用。

维普资讯网是全球著名的中文专业信息服务网站以及中国最大的综合性文献服务网站，同时也是中国主要的中文科技期刊论文搜索平台。2005 年，维普资讯网和全球最大的搜索引擎提供商谷歌进行战略合作，成为谷歌学术搜索频道在中国的重要合作伙伴，并且成为谷歌学术搜索频道最大的中文内容提供商。

（二）数据库资源介绍

1. 中文科技期刊数据库（全文版）

该库收录 12 000 余种期刊（包括核心期刊 1957 种）刊载的文献。每篇文献按照《中国图书馆分类法》进行分类，所有文献被分为社会科学、自然科学、工程技术、农业科学、医药卫生、经济管理、教育科学和图书情报 8 个专辑 28 个专题。该库是中国科学院唯一使用的中文期刊全文数据库，科技查新领域使用最频繁的中文期刊全文数据库。

该库也是我国最大的数字期刊数据库，受到国内图书情报界的广泛关注和普遍赞誉。该库还是我国数字图书馆建设的核心资源之一，是高校图书馆文献保障系统的重要组成部分，也是科研工作者进行科技查证和科技查新的必备数据库。

2. 中文科技期刊数据库（引文版）

该库可查询论著引用与被引情况、机构发文量、国家重点实验室和部门开放实验室发文量、科技期刊被引情况等，是进行科技文献检索、文献计量研究和科学活动定量分析评价的有力工具。该库以中文科技期刊数据库（全文版）为依托，收录 1989 年以来公开出版的 5000 余种重要期刊（含核心期刊）。

3. 中国科学指标数据库 CSI（事实版）

该库涵盖了理、工、农、医和社会科学等方面的 4000 余种中文期刊和百万级中国海外期刊发文数据，数据评价时段从 2000 年起至当前，每双月更新。通过该库，用户可以查看关于学者、机构、地区、期刊的科研水平及影响力评价，了解当前国内的科研动态、研究热点和前沿。该库是目前国内规模最大的基于引文评价的事实型数据库，是衡量国内科学研究绩效、跟踪国内科学发展趋势的有力工具。

4. 外文科技期刊数据库

该数据库提供 1992 年以来世界 30 余个国家的 11 300 余种外文期刊的文摘题录信息。题录字段中刊名和关键词全部进行了汉化，帮助检索者充分利用外文文献资源。维普还和联合国 20 余个图书情报机构合作提供方便快捷的原文传递服务。维普《外文科技期刊数据库》解决了经费不足的高校图书馆、科研机构对各国期刊文献的需求，化解了一方面暂时买不起国外数据库，一方面在科研创新中又很需要外文期刊文献的两难局面。

5. 维普 –Google 学术搜索

维普 –Google Scholar 期刊数据库产品（又称 VGSD 使用方案）是维普中文期刊数据库的远程网络使用方案，是维普公司为高校图书馆和社会信息服务单位提供的个性化网络定制服务模式。VGSD 基于维普《中文科技期刊数据库》与 Google 检索的无缝嵌入，供读者随时随地享受用户单位、Google、维普所提供的三位一体的整合服务。该服务一方面可以帮助图书馆和社会信息服务单位增加一种中刊资源的网络服务渠道，另一方面通过信息发布的交互功能，可以使用户单位的各种服务嵌入到用户环境中。所以说，该库既是灵活的资源使用模式，也是用户单位各种服务的有力推广渠道。同时，基于云端的服务模式可以让用户单位从设备投入、更新维护等后台工作中解脱出来，集中精力做好对读者的服务与互动。

二、检索途径和方法

维普中文科技期刊数据库的检索字段为题名或关键词、题名、关键词、文摘、刊名、作者、第一作者、机构、分类号和任意字段等。检索方式分为基本检索、高级检索、期刊导航和传统检索四种方式。其中传统检索为上一代检索系统的保留，主要供习惯使用上一代系统的用户使用。

（一）基本检索

基本检索提供期刊文章发表时间限定、期刊来源限定和学科限定。检索项通过下拉列表选择，检索项之间以布尔逻辑关系相连。

（二）高级检索

高级检索运用逻辑组配关系，能查我同时满足几个检索条件的数据，用户在该界面上可一次实现较为复杂的检索。系统提供若干检索字段可选项，提供"模糊"和"精确"检索方式可选项，该功能在选定"关键词""刊名""作者""第一作者"和"分类号"这几个字段检索时生效。

例如，要检索有关姜黄素抗肿瘤的文章，可以在"题名或关键词"后的文本框中输入"姜黄素"，在"题名"后的文本框中输入"肿瘤"，并且用逻辑组配"与"。时间设为2000—2020年，专业限制项中勾选"医药卫生"，期刊范围限制为核心期刊。

（三）传统检索

1. 选择检索入口

检索字段包括关键词、刊名、作者、第一作者、机构、题名、文摘、分类号和任意字段，确定"模糊"或"精确"检索方式。

2. 限定检索范围

（1）年代：默认为1989年以来。

（2）期刊范围：有全部、重点、核心三个选项。

（3）同义词库：输入关键词检索，选择同义词功能，系统显示该词的同义词列表。

（4）同名作者库：输入作者姓名检索，选择同名作者功能，系统提示同名作者的单位列表。

3. 二次检索

在第一次检索结果的基础上输入新的检索词进行检索，缩小检索结果，确定两个检索词之间的"与""或""非"逻辑关系，可反复操作。

（四）期刊导航

期刊导航分为"分类导航"和"字顺导航"两种。其中"字顺导航"是按照期刊中文名称拼音的首字母依次排列。"分类导航"按不同的划分标准将所有期刊分为以下四个类别，包括期刊学科分类导航、核心期刊导航、国外数据库收录导航和期刊地区分布导航。读者可根据不同的需要按期浏览期刊文章。

期刊导航界面还提供期刊搜索功能：一是提供期刊名和 ISSN 号检索入口，ISSN 号检索必须是精确检索，期刊名字段的检索是模糊检索；二是期刊搜索提供二次检索功能。

三、检索结果浏览

（1）选择题录浏览方式和显示条数，浏览方式分为概要显示、文摘显示和全记录显示三种方式。

（2）标记及下载题录，下载全文。

（3）在检索结果显示界面，可在该检索结果基础上进行二次检索或重新检索。二次检索包括指定年代、期刊范围、选择检索字段、确定与上一次检索结果之间的逻辑关系，即在结果中搜索、在结果中添加、在结果中去除。

（4）题录下显示该条记录的相关文献（包括主题相关、参考文献和引用文献）链接，单击链接可检索相关文献。

第五节　国家科技图书文献中心

一、数据库概述

（一）数据库简介

国家科技图书文献中心（简称 NSTL）是根据国务院领导的批示于 2000 年 6 月 12 日组建的一个虚拟的科技文献信息服务机构，成员单位包括中国科学院文献情报中心、工程技术图书馆（中国科学技术信息研究所、机械工业信息研究院、冶金工业信息标准研究院、中国化工信息中心）、中国农业科学院图书馆、中国医学科学院图书馆。网上共建单位包括中国标准化研究院和中国计量科学研究院。2000 年 12 月 26 日开通的中心网络服务系统，依托丰富的资源面向全国用户提供网络化、集成化的科技文献信息服务，是中心对外服务的重要窗口。多年来根据用户需求的变化，不断进行优化升级，目前已发展成为国内最大的公益性的科技文献信息服务平台。

NSTL 根据国家科技发展需要，按照"统一采购、规范加工、联合上网、资源共享"的原则，采集、收藏和开发理、工、农、医各学科领域的科技文献资源，面向全国开展科技文献信息服务。其发展目标是建设成为国内权威的科技文献信息资源收藏和服务中心、现代信息技术应用的示范区、同世界各国著名科技图书馆交流的窗口。

NSTL 网络服务系统是一个公益性的科技文献信息服务平台，目前中心在全国各地已经建成了 8 个镜像站和 33 个服务站，构成了辐射全国的网络化的科技文献信息服务体系，推动了全国范围的科技文献信息共建共享，提升了地方科技文献信息保障能力与服务水平，更全面、更高效率地发挥了国家科技文献信息战略保障的整体功效。

（二）NSTL 系统的主要服务项目

1. 文献提供服务

提供文献检索和原文请求两种服务，非注册用户可以进行文献检索，注册用户可以在文献检索的基础上请求传递文献原文。

2. 网络版全文数据库

对中心购买的美国《科学》杂志、英国皇家学会 4 种会刊和会志，以及英国 Maney 出版公司出版的 15 种材料科学方面的电子版全文期刊提供免费浏览、阅读和下载。

3. 期刊分类目次浏览

期刊分类目次浏览系统，能让读者分类浏览国家科技图：书文献中心收藏的科技期刊及近期的目次页信息。该系统按中国图书分类法，将收藏的科技期刊大致分成 80 种学科。

4. 联机公共目录查询

国家科技图书文献中心公共书目查询系统主要提供 8 种资料类型的书目数据查询，即中文和西文的期刊、会议、图书以及学位论文、西文科技报告等，其数据来源由各成员单位提供。

5. 文摘题录数据库检索

文献检索系统包括标准数据库、中文科技资料目录数据库、国外文献精选数据库、国外机电工程文献题录数据库、国外科技资料目录数据库、机械工业科技成果数据库、馆藏中文书目数据库、馆藏外文书目数据库等十个子系统，覆盖多个领域约 50 万条数据信息，基本采用中文文摘、简介和题录的形式对文献进行报道。

6. 网络信息导航

网络信息导航为用户提供有代表性的研究机构、大学、期刊和文献资源、协会以及公司的网站。按照理、工、农、医四大方向，结合中国图书分类法的分类结构对上述站点进行分类组织和揭示。目前主要分类包括数学和物理、化学、天文学和地球科学、生物学（生命科学）、农业科学、医学、工业技术、交通运输、航空航天和环境科学 10 大类。

7. 专家咨询系统

咨询专家组由文献中心各成员单位专家骨干构成。这些专家在长期的情报信息工作中积累了丰富的信息检索查询加工方法及不同领域内的专业知识。

（三）NSTL 系统资源

1. 印刷本文献资源

目前，NSTL 拥有各类印本外文文献 26000 多种，其中外文期刊 17000 多种，外文会议录等 9000 多种，是我国收集外文印本科技文献资源最多的、面向全国提供服务的科技文献信息机构。NSTL 订购和收集的文献信息资源绝大部分以文摘的方式，或者以其他方式在 NSTL 网络服务系统上加以报道，供用户通过检索或浏览的方式获取文献线索，进而获取文献全文加以利用。

2. 网络版全文文献资源

NSTL 网络版全文文献资源包括 NSTL 订购、面向中国大陆学术界用户开放的国外网络版期刊；NSTL 与中国科学院及 CALIS 等单位联合购买、面向中国大陆部分学术机构用户开放的国外网络版期刊和中文电子图书；网上开放获取期刊；NSTL 拟订购网络版期刊的试用；NSTL 研究报告等。NSTL 大力推进电子资源建设，以全国授权、集团采购、支持成员单位订购等方式购买开通网络版现刊 12000 种，回溯数据库外文期刊 1500 余种。

3. 文摘数据库

NSTL 文摘数据库包括学术期刊、会议文献、学位论文、科技报告、标准规程及中外专利等。NSTL 专利包括了中国、美国、英国、法国、德国、瑞士、日本、欧洲和世界知识产权组织的专利。此外，还包含有国内外标准和计量规程数据库。

NSTL 网络服务平台集中外文科技期刊、会议文献、学位论文、科技报告、专利、标准和计量规程等文献信息于一体，拥有 40 多个数据库。

目前，系统提供的服务包括文献检索、全文提供、代查代借、全文文献、参考咨询、预印本服务、外文回溯期刊全文数据库、国际科学引文数据库等多种文献服务。任何一个 Internet 用户都可免费查询 NSTL 网络服务系统的各类文献信息资源，浏览 NSTL 向中国大陆地区开通的网络版期刊，合理下载所需文献，也可以根据需要在网上请求所需印本文献的全文。

二、检索途径和方法

进入 NSTL 网络系统主页，用户可以免费查询二次文献，浏览网络版期刊和图书，查阅期刊目次和联合目录，还可以使用系统设立的热点门户、参考咨询、网络导航、特色文献和预印本服务等功能。用户注册登录后，可向系统发送全文订购请求，支付相应的费用后可获取全文复印件，并可使用"我的 NSTL"进行个人信息管理。

NSTL 系统提供快速检索、普通检索、高级检索、期刊检索及分类检索等 5 种检索方法。

（一）快速检索

NSTL 主页的显著位置提供了快速检索输入框，只需输入检索词，选择文献类型，点击"快速检索"按钮即可获得一批相关文献。通常快速检索的结果比较宽泛，一些不太相关的文献也会被检索出来，这种方式较适合于一般性的文献浏览。对于更加有针对性的文献需求来说，建议使用普通检索方式。

在快速检索中，检索词出现的位置是文献记录的所有字段，即在全部字段中查询。例如：检索"肝癌手术治疗"方面的中文文献，首先选择"中文期刊、会议"，在检索框中输入"肝癌"，点击"快速检索"按钮，在检索结果页面检索框中输入"手术治疗"，点击"二次检索"，即可得到所需文献题录。检索结果页而不仅显示文献题录列表，还显示此次检索的逻辑检索式"肝癌 and 手术治疗"。

（二）普通检索

点击 NSTL 主页的"文献检索"按钮进入检索页面，系统提供普通检索、高级检索、期刊检索和分类检索等检索方式。系统默认的检索方式为普通检索，此时页面上的"普通检索"标签为加粗字体显示。如果需要在特定数据库中进行检索，可通过 NSTL 首页"文献检索与全文提供"栏目下的特定数据库链接进入检索页面。普通检索界面最基本的检索过程包括以下 3 个步骤。

1.选择数据库

NSTL 普通检索页面将所收录的数据库进行分类，提供三大类共 30 个数据库供选择，可以选择单个数据库进行检索，也可选择多个数据库进行检索。

2.设置查询条件

为了提高检索结果的相关性，系统提供了其他检索限定条件，包括文献收藏单位，查询结果是否含有文摘、引文或全文记录，以及文献数据入库时间，出版年代，模糊检索或者精确检索 2 种查询方式，检索时，根据需要设置查询条件。

3.选择检索字段并输入检索词或检索式

在全部字段下拉列表中选择检索字段，系统默认为"全部字段"。在检索框中输入检索表达式，检索表达式可以是词或词组，也可以是包含布尔逻辑运算符"and""or""not"的检索式。可通过"+"或"－"增加或减少检索条件行，检索行之间可选择"与""或""非"3 种逻辑关系。

需要注意的是，可供选择的检索字段是随所选数据库的不同而变化，当选择多库检索时，系统提供所选数据库的共有字段。如仅选择"中文学位论文"库时，出现的可选字段有题名、作者、关键词、导师、学位、培养单位、研究方向、授予年和文摘；如选择"中文期刊""中文学位论文""中文会议论文"3 个数据库时，出现的可选字段为题名、作者、关键词。

基本检索过程完成后，进入检索结果页而，用户可以浏览检索结果或进行二次检索。

（三）高级检索

在文献检索页面，点击导航中的"高级检索"按钮即进入高级检索界面。高级检索是为熟悉检索技术的专业人员执行更为复杂的检索而设计的。

在高级检索中，用户可以用字段限定符、布尔逻辑运算符和截词符编制检索表达式直接输入进行检索，也可以利用系统提供的工具逐一添加检索词并最终组成检索式。例如，查找题名中含有"糖尿病"、关键词是"诊断"或"治疗"的中文文献，步骤如下：①选择数据库和查询条件设置与"普通检索相同"。此处可选中文期刊、中文会议和中文学位论文 3 个数据库。②在检索框下方的"全部字段"下拉菜单中选择"题名"字段，输入"糖尿病"，点击"添加"，系统自动将输入的检索词组成可执行的检索式"TITLE＝糖尿病"；再选择检索字段"关键词"，输入"诊断 or 治疗"，选择检索框后面的逻辑运算"与"，单击"添加"；检索框中的检索式变为"（TITLE

=糖尿病）and（KEYWORD＝诊断 or 治疗）"，点击"检索"按钮出现检索结果。

（四）期刊检索

在文献检索页面，点击导航条中的"期刊检索"按钮即进入期刊检索界面。期刊检索是针对期刊文献的特性所提供的一种检索方法，提供对单一期刊的文献进行检索，同时也提供浏览所选期刊的目次信息。对于中文期刊，目前不提供此种检索方法。

在期刊检索界面，可以选择按刊名、ISSN、EISSN、coden 进行检索。例如，查找期刊名中含有"cancer"的期刊，选择"刊名"字段，输入检索词"cancer"，单击"检索"，命中结果 109 条，并显示检索式为（（（TITLE＝cancer）or（MENDTITLE＝cancer））or（ABBRTITLE＝cancer））。勾选刊名前的复选框，点击"加入我的期刊"即可加入"我的个性化期刊目录"。单击其中某一刊名，显示该刊所收录刊期及每期的论文目次，默认显示最新一期目录内容，目录下的内容可以加入"我的收藏"，也可加入"购物车"。单击文献题名，可浏览该篇文章的简要信息，包括题名、摘要、刊名、年卷期页码、ISSN 号、馆藏单位、馆藏号等。

除了通过"文献检索"栏目进行期刊检索，系统还提供期刊浏览功能，目前仅限于外文期刊。当用户对刊名、ISSN、coden 等信息记忆不准确时，可以通过 NSTL 主页标题栏中的"期刊浏览"或首页左侧"期刊浏览"区进行查找，系统提供"字顺浏览"和"分类浏览"两种方式。"字顺浏览"中，直接点击刊名首字母即可按刊名字顺浏览；在"分类浏览"中，NSTL 提供 21 个大类的浏览，每个大类下又分为若干小类，分别点击进行浏览。在生物科技大类下，分为普通生物学、细胞生物学等小类，在医学、药学、卫生大类下，又分为预防医学、中国医学、基础医学、临床医学等小类。无论是"字顺浏览"还是"分类浏览"，均需选择期刊类型，有西文期刊、日文期刊、俄文期刊，可选择其中之一。

（五）分类检索

在文献检索页面，点击导航条中的"分类检索"按钮，即进入分类检索界面。NSTL 分类检索提供了按学科分类进行辅助检索的功能，可以在系统提供的分类中选择类目，在选定的学科范围内检索文献，此后的检索均在此类目下进行。

选择分类下拉菜单中的某一大类，则显示其中的子类，通过选择子类进一步确定检索范围。例如：选择"医学、药学、卫生"大类，该类目下的详细类目则一一列出。可同时选择其中的几个子类，在一个学科类目下最多可选择不超过 5 个子类目，如果超过 5 个，查询时按大类查询。选择分类后的检索过程与普通检索相同。

四、检索结果

NSTL 提供了快速检索、普通检索、高级检索、期刊检索和分类检索 5 种检索方式，每种检索完成后均可进入检索结果页面，可以浏览检索结果或进行二次检索。

（一）浏览检索结果

在检索结果页面上，显示检索条件（检索式）、所选数据库命中记录数、每页显示记录数、总页数和查询时间。页面正中是检索结果的题录信息，包括标题、作者、文献出版时间、年卷期页码等，按照文献出版时间的降序排列。系统默认每页显示 10 条记录，可以根据个人习惯选择每页显示记录数，最多50 条。点击页面底端的页次序号可以逐页浏览全部检索结果，在题录信息的右侧有两个图标，分别是"加入我的收藏"和"加入购物车"按钮。

在题录信息中，点击文章标题，可浏览该文章的详细信息。点击作者链接，可继续查询该作者发表的其他文章。文章标题列表前有复选框，一次可以选择多篇文章，进而"查看详细内容"。

（二）二次检索

如果检索到的文献过多，还可以在检索结果页面进行二次检索，以便缩小检索范围，获得更加精确的检索结果。用户只需在检索框内选择检索字段并输入检索词，点击"二次检索"，系统即在前次检索的结果中进行检索，也可点击"重新检索"放弃前次检索结果，进行新的检索。

第四章 外文医学信息检索与数据库应用

第一节 Medline 与 PubMed

一、Medline

Medline 是由美国国家医学图书馆（NLM）研制开发的国际上最具有权威的生物医学文献书目数据库。其中包括三种重要的索引：医学索引、牙科文献索引、国际护理索引。它收录了 1950 年以来 80 多个国家和地区的 5000 多种生物医学及相关学科期刊，年收录文献约 40 万篇，90% 为英文文献，约 79% 为作者撰写的英文摘要。Medline 涉及的学科包括基础医学、临床医学、药理学、预防医学、护理学、口腔医学、兽医学、生物学、环境科学、卫生管理和情报科学等。[①]Medline 有多种光盘及 Web 版在线产品，即有不同界面的 Medline 数据库。目前，Medline 更多地被纳入基于网络的信息检索系统中，如 PubMed、NLM Gateway、OVID、DIALOG、Web of Knowledge、EBSCO、EMBASE 等。

（一）Ovid 平台中的 Medline 检索

Ovid Technologies 是全球著名的数据库提供商，在国际医学界具有很大的影响。其 Databases@Ovid 包括了 300 多种数据库，并可直接链接全文期刊和馆藏。Journals@Ovid 收录了 60 多个出版商所出版的 1000 多种科技及医学期刊的全文。其中 Lippincott、Williams & Wilkins（LWW）是世界第二大医学出版社，擅长临床医学及护理学文献的出版；BMA & OUP 系列全文数据库共 70 多种。BMA 即英国医学学会系列电子全文资料（BMA Journals fulltext），OUP 即牛津大学出版社医学电子全文数据库（OUP Journals fulltext）。

---

① 张仲男，秦三利 .Pubmed/Medline 收录中文生物医药类期刊的变化 [J]. 卫生职业教育，2019，37（7）：127.

Ovid 平台对付费用户开放，通过 Ovid 平台可访问 LWW 医学电子书、Ovid 电子期刊全文数据库、循证医学数据库、美国《生物学文摘》、荷兰《医学文摘》及 MEDLINE 数据库等。

（二）Web of Science 平台中的 Medline 检索

Web of Science（原 Web of Knowledge）是由世界著名专业智能信息提供商汤森路透公司开发的信息检索平台，整合了学术期刊、发明专利、会议录文献、化学反应和化合物、学术专著、研究基金、免费网络资源、学术分析与评价工具、学术社区及其他信息机构出版的重要学术信息资源等，提供了自然科学、工程技术、生物医学、社会科学、艺术与人文等多个领域的学术信息，具有跨库检索该平台上多个数据库的功能。该平台对付费用户开放。

（三）EBSCOhost 平台中的 Medline 检索

EBSCO 是一个具有 60 多年历史的大型文献服务专业公司，提供期刊、文献定购及出版等服务，总部在美国，在十几个国家设有分部，开发了近 100 多个在线文献数据库，涉及自然科学、社会科学、人文和艺术等多个学术领域。EBSCO Publishing（简称 EP）是该公司下属的一个业务部，全面负责文献信息相关产品和服务。EP 运营 EBSCO 旗下自有数据库的业务。这些数据库是基于 EBSCOhost 平台的，统称为 EBSCOhost 数据库。其中最著名的是 ASP（学术期刊数据库）、BSP（商业资源数据库）、ERIC（教育资源信息中心）、Medline 等。EBSCOhost 对付费用户开放。

二、PubMed

（一）数据库概述

1.PubMed 简介

PubMed 是美国国立医学图书馆附属国立生物技术信息中心（NCBI）开发建立的生物医学文献检索系统，从 1997 年开始通过网络向用户提供免费检索服务。PubMed 是 NCBI 开发的 Entrez 检索系统的重要组成部分之一。Entrez 是一个用以整合 NCBI 系列数据库中信息的搜寻和检索工具，这些数据库包括核酸序列、蛋白序列、大分子结构、基因组序列以及 Medline 等。PubMed 主要用于检索包括 Medline 数据在内的期刊文献，其页面也提供了 Nucleotide（核酸序列）、Protein（蛋白序列）、Genome（基因组序列）、Structure（分子结构）、OMIM（孟德尔遗传在线）等数据库的链接。

开发 PubMed 的初衷是面向大众提供免费的 Medline 检索服务，但计算机技术和网络技术的飞速发展促使 PubMed 带给用户的信息已远远超出 Medline

的范畴。PubMed 具有信息资源丰富、信息质量高、更新及时、检索方式灵活多样、链接功能强大、使用免费等特点，因而深受广大用户的喜爱，成为目前世界上使用最广泛的免费 Medline 检索系统。

2.PubMed 的收录范围

（1）Medline：PubMed 的主要来源，记录末尾标识为 [PubMed-indexed for MED-LINE]。

（2）PreMedline：Medline 的前期数据库，收录正在加工处理的记录，记录末尾标识为 [PubMed-in process]。文献经过标引主题词和文献类型等加工处理后转入 Medline。

（3）Publisher-Supplied Citations：出版商提供的文献数据，主要是 Medline 选择性收录的期刊中超出收录范围的文献，如 Nature、Science 这些综合性期刊上刊登的非医学专业的文献，记录末尾标识为 [PubMed-as supplied by publisher]。

3.PubMed 常用检索字段

PubMed 中提供的可供检索和显示的字段共 60 多个，由于每条记录收录时间、内容、文献类型差异等原因，其记录包含的字段数各不相同，常用的字段如表 4-1 所示。

表 4-1　PubMed 常用检索字段一览表

字段标识	字段全称	注释
AD	Affiliation	第一作者的单位或地址
AU	Author	著者
EDAT	Entrez Date	文献收入 PubMed 的日期
NM	Substance Name	化学物质名称
TA	Journal	期刊名
LA	Language	语种
MH	MeSH	MeSH 主题词
MAJR	MeSH Major Topic	MeSH 主要主题词
SH	MeSH Subheadings	MeSH 副主题词
PA	Pharmacological Action MeSH Terms	药理作用的 MeSH 主题词
PL	Place of Publication	期刊出版地

续　表

字段标识	字段全称	注释
DP	Date of Publication	文献出版日期
PT	Publication Type	文献类型
TW	Text Words	文本词
TI	Title	题名
TIAB	Title/Abstract	题名/文摘
TT	Transliterated Title	翻译题名（非英文文献）

（二）PubMed 检索途径与方法

PubMed 主页提供基本检索、高级检索、主题词途径检索等检索途径与方法。

1. 基本检索

PubMed 的基本检索功能，即用户在检索词文本框中可以输入任何具有实际意义的检索词，如主题词、自由词、作者、刊名等，如 "hereditary spastic paraplegia"（遗传性痉挛性截瘫），然后单击 "Search" 按钮，就可以得到相关检索结果。下面介绍几种基本检索方法。

（1）词语检索：PubMed 具有自动词语匹配功能，在检索词文本框中输入的检索词若不用截词符、双引号、字段限定，系统依次会在 MeSH 转换表、刊名转换表、著者索引三个表中进行词语的匹配、转换和检索。如果在 MeSH 转换表找到相匹配的主题词，系统用 MeSH 词和 Text Word 词（TI、AB、MH、NM、PS、OT 等字段中的词）进行 OR 组配检索。如果在 MeSH 转换表中未找到相匹配的 MeSH 词，系统接着会到刊名转换表和著者索引中查找，进行相应的期刊检索和著者检索；如果在上述三个表中均找不到相匹配的词语，系统会将检索词拆开，继续依次到上述三个表中查找，找到后以逻辑 AND 组配检索。如果拆开的单词在上述三个表中仍找不到相匹配的词，系统将在所有字段中查找这些单词并以 AND 进行逻辑组配检索。

（2）精确短语检索：精确短语检索也叫强制检索，是为了克服自动词语匹配将短语拆分而导致误检所设置的一种强制检索，检索时将检索词加上双引号，例如 "oxygen free radicals"。使用双引号进行精确短语检索，系统会关闭自动词语匹配功能，将其作为一个整体在数据库的所有可检字段中进行检索。

（3）截词检索：PubMed 允许使用星号（*）作为通配符进行截词检索。截词功能只限于单词，对词组无效。使用截词检索功能时，PubMed 会关闭词汇自动转换功能。

（4）逻辑组配检索：PubMed 支持逻辑运算符 AND、OR、NOT 的组配检索，字母须使用英文大写，而且逻辑运算符前后都要有一个空格；可使用小括号改变运算顺序。

（5）字段检索：PubMed 大多数字段是可供检索的，PubMed 字段限定检索的格式是：检索词 [字段标识]。也可以通过 Advanced 中的下拉菜单进行字段限定检索。

（6）著者检索：著者检索有三种方式。第一种是利用 PubMed 自动词语匹配功能，其输入规则是：姓在前，用全称，名在后，用首字母。第二种是利用著者字段限定检索，即在著者姓名之后加上著者字段符 [au]。第三种是通过"Advanced"中的下拉菜单的"Author"或"Author-Corporate"等作者字段，可以检索该著者发表的文献。

（7）期刊检索：期刊检索有四种方式。第一种是利用 PubMed 自动词语匹配功能，其输入规则是：期刊全名、Medline 期刊的缩写名、ISSN 号三种形式中的任何一种形式均认可。第二种是利用期刊字段限定检索，即在刊名之后加上刊名字段符。第三种是通过"Advanced"的"Journal"，可以检索该刊发表的文献。第四种是查询"Journals in NCBI Databases"列表，选定所查期刊，系统自动发送到检索词文本框进行期刊检索。

2. 高级检索

单击 PubMed 主页检索区下方的"Advanced"按钮，就进入高级检索界面。高级检索界面主要由检索构建区（Builder）、检索史显示区（History）两部分组成。

（1）检索构建区：允许用户利用布尔逻辑运算符进行组配检索。用户可在字段框中选择需要限定的字段，在其后的文本框中输入对应的检索词，然后选择与主检索词的逻辑关系，单击"Search"按钮。如果检索词较多，可单击检索词文本框右方的"+"，将其添加到检索提问区组成新的检索策略后执行检索。

单击输入框下方的"Show index list"，可显示与检索词相关的轮排索引词表，同时还显示出各索引词的命中文献数，以帮助检索者精确构建检索式。

（2）检索史显示区：包括检索序号、检索词（式）、检索时间及检索结果数。可以直接单击检索结果数浏览检索结果，也可以使用检索序号进行逻辑组配检索。如"＃2 AND ＃6"。检索史显示区最多只能保存 100 条检索式,暂存时间为 8 小时。

3. 主题词途径检索

虽然在 PubMed 基本检索中可以自动将检索词转换为主题词检索,但从主题词途径入手检索文献,可以对主题词做进一步限制,使其检索的专指性(即查准率)更强,更能满足检索的需求。通过主题词途径检索,可以进行主题词扩展、加权和副主题词组配检索。

4. 个性化检索工具

(1)Single Citation Matcher(单篇引文匹配器):单篇引文匹配器用于查找某篇文献的准确信息。其检索步骤是:单击 PubMed 主页中的 Single Citation Matcher 进入检索页面,将已知的信息填入相应的检索词文本框内,其中"Journal"可用全称或缩写,"Date"输入格式是年或年／月或年／月／日。如果某项信息缺失,可不填写,填入的信息越详细,检索结果越准确。

(2)Batch Citation Matcher(批量引文匹配器):批量引文匹配器适合于核对批量的文献信息。提问式的格式为期刊刊名 | 日期 | 卷 | 首页码 | 作者姓名 | 用户核对文献的标识,如果某项信息缺失,可不填写。每一提问式单独成行,一次最多可输入 100 条提问式。返回的结果将标有该文献的 PMID。

(3)Clinical Queries(临床查询):临床查询是专门为临床医生设计的一种检索服务,提供以下三个方面的检索。① Clinical Study Category:供查找疾病的 etiology(病因)、diagnosis(诊断)、therapy(治疗)、prognosis(预后)和 clinical prediction guides(临床预报指南)五个方面的文献。选择 narrow、specific search 或 broad、sensitive search 进行限定,分别强调查准或查全。② Systematic Reviews:供查找疾病的系统评价文献(Systematic Reviews)、Meta 分析(meta-analyses)、临床试验评论(reviews of clinical trials)、实践指南(guidelines)等循证医学(evidence-based medicine)方面的文献。Medical Genetics:供查找医学遗传学方面的文献,设有 diagnosis(遗传诊断)、differential diagnosis(鉴别诊断)、clinical description(遗传疾病临床症状)、genetic counseling(遗传咨询)、molecular genetics(分子遗传学)、genetic testing(遗传检测)等。

(4)Topic-Specific Queries(主题查询):主题查询是针对不同的用户、不同的学科专题及不同类型的期刊而设立的专项信息的检索服务。例如特设 TAIDS(艾滋病)、Bioethics(生物伦理学)、Cancer(癌症)、Complementary Medicine(替代医学),Health Literacy(健康素养)等专题检索。

（5）My NCBI（我的 NCBI）：它是 PubMed 推出的个性化服务，包括存储检索策略，并且可以对存储的检索策略进行自动更新检索并将检索结果发送到指定的 E-mail 邮箱，还可以对检索结果设定 Filter（过滤器）和 LinkOut（外部链接）等。进入 My NCBI，首先免费注册，获得用户名和密码，便可享受个性化服务。

5.其他资源

（1）MeSH Database（医学主题词数据库）：医学主题词数据库供用户查找医学主题词和副主题词，并可构建检索策略进行主题词检索。

（2）Journals in NCB1 Databases（期刊数据库）：期刊数据库供用户查找 PubMed 和 Entrez 平台其他数据库收录的期刊及其文献信息。

用户可通过期刊所属学科和主题、刊名全称、Medline 刊名缩写、国际标准刊名缩写（ISO Abbreviation）、ISSN、NLM 存取号等进行查找。检索步骤是：首先单击 PubMed 主页上的 Journals in NCBI Databases 进入其检索界面，在检索词文本框中输入检索词，然后单击"Search"按钮，即可得到刊名、ISSN、Medline 刊名缩写、国际标准刊名缩写、出版年、语种、出版国、NLM 存取号等相关信息，继而可以检索期刊的文献信息。

（3）Clinical Trials（临床试验）：单击 PubMed 主页上的 Clinical Trials 进入网站。该网站是临床试验网络注册库，收录了全球由国家拨款或私募经费资助的各项试验目录，以及这些临床试验的资料，兼有伦理和学术双重作用。它一方面确保公众对目前正在开展或既往已开展项目的了解，从而发挥伦理作用；同时还可为研究人员、期刊编辑人员和审稿专家提供一些解读研究结果所需的背景资料；通过完整罗列各项临床试验的目录清单，还可提示研究人员对当前尚未发表成果的课题加以注意。

该库可以帮助那些患有致命性疾病的患者找到愿意参与的合适试验项目。该网站的试验注册对国内外注册用户均不收费，任何网络用户都可以免费使用该注册库。

（4）LinkOut（外部链接）：PubMed 中的记录通过 LinkOut 与期刊出版商或信息提供商、期刊全文、图书馆馆藏信息、生物学数据库、大众健康信息和研究工具等建立了广泛链接，从而为用户获取 PubMed 的外部资源提供了方便。

在检索结果页面中，如果单击某一记录右上角的 Links 下拉菜单中的"LinkOut"，则显示该记录的 LinkOut 资源。如果在 Display 下拉菜单中单击"LinkOut"，则显示所有检出记录的 LinkOut 资源。

（三）检索结果的处理

PubMed 对检索结果提供多种处理方式，包括显示、打印、存盘或直接发送到指定的电子邮箱等。

1.显示方式

"Display" 的下拉菜单中，提供了多种显示格式。默认的显示格式是 Summary，即题录格式，包括作者、篇名、出处、语种（非英语时列出）、出版物类型（只列综述文献）、记录状态、PMID 等。其他常用的显示格式有 Brief（简要格式，只提供作者、篇名的前 30 个字符的内容），Abstract（摘要格式，summary 格式＋摘要、作者单位和地址、人名主题），Citation（Abstract 格式＋MeSH、化学物质名称、SI 数据库存取号、基金号）等。

2.下载方式

PubMed 检索结果的下载是通过 "Send to" 功能实现的。其下拉菜单中有 "Text" "File" "Printer" "Clipboard" "E-mail" "RSS Feed" "Order" 七个选项，分别将所有检索结果（或选定的结果）以 "文本格式显示" "保存到文件中" "发送到打印机" "保存到剪贴板" "发送到电子邮箱" "发送到 RSS 阅读器" "原文订购服务" 七种方式进行下载。

第二节　EMBASE

一、数据库概述

EMBASE 数据库全称 Excerpta Medica Database，由荷兰爱思唯尔（Elsevier）公司出版，是印刷型检索工具 Excerpta Medica（荷兰《医学文摘》）的电子版，也是最重要的生命科学文献书目型数据库之一。它收录 1974 年至今全球 70 多个国家和地区的 8000 余种期刊（含 MEDLINE 收录期刊及 2000 余种 MEDLINE 未收录期刊）、10000 种不同会议的文献（自 2009 年开始），会议文献收录数量超 30 万篇，以上数据统计至 2014 年 12 月。EMBASE 数据库收录的文献涉及药物研究、药理学、制药学、药剂学、药物副作用、药物相互作用及毒性、临床及实验医学、基础生物医学和生物工程学、卫生政策和管理。药物经济学、公共、职业和环境卫生、污染、药物依赖和滥用、精神病学、传统医学、法医学、普医学、口腔医学和护理学等学科。其中收录药物方面的文献量较大，约占 40% 左右。

EMBASE 数据库可通过不同的平台访问，国内各单位常用的是 Embase. com 平台、Ovid 平台和 Web of Science 平台。每一个检索系统收录的文献的年代、更新频率、检索途径和检索方式略有不同。以下以 Embase.com 平台为例介绍 EMBASE 数据库的使用。

二、检索途径与方法

EMBASE.com 提 供 了 "Search" "Journals&books" "Online tools" 和 "Authors，editors &. reviewers" 四种检索途径，其中 "Search" 提供了六种检索方式，分别是快速检索、高级检索、字段检索、药物检索、疾病检索和文章检索。

（一）Search 检索

1.快速检索

快速检索使用自然语言检索，默认在所有字段中检索，可用单词、词组或检索式进行检索，检索词组时需加单（双）引号。

2.高级检索

高级检索通过选择相关的扩展或限制选项，可提高检索结果的查全率或查准率。高级检索还提供了更多的限制选项，如文献类型、研究对象、专业领域、语种、是否含摘要、是否含分子序列号等。

3.字段检索

字段检索提供了 22 个字段，除常规字段外，还提供了一些体现 EMBASE. com 检索特色的字段，如器械制造商（df）、器械名称（dn）、药物生产商（mn）、药物名称（tn），EM 分类号（c1）、分子序列号（ms）等。

4.药物检索

药物检索通过药物名称字段进行检索，是 EMBASE. corn 的特色检索途径之一。系统提供了 17 种疾病链接词和 47 种投药方式，增加了检索的深度。

5.疾病检索

疾病检索用于疾病名称的检索，提供了 14 种疾病链接词，能更精确地检索疾病的某一类或几类分支的相关文献，如疾病并发症、诊断、病因、不良反应、治疗等，提高相关性。

6.文章检索

文章检索用于迅速查找某篇具体文献。在作者、期刊名称及其缩写、期刊卷或期及文章首页数，CODEN 号码、ISSN 等限制项中输入一项或多项检索词，单击 "Search" 按钮即可检索。

（二）Journals&books 检索

Journals&books 检索提供期刊浏览功能，仅限于 EMBASE 收录的期刊，Medline 独有期刊除外，检索时可按期刊的名称、I 学科主题、出版商信息三个途径进行浏览。层层展开，可以查看到期刊被收录的具体卷期情况和相应的文章。

（三）Online tools 检索

EMTREE 词库是对生物医学文献进行主题分析、标引并供检索时使用的权威性词表，包含 48000 多个药物与医学索引术语，共分为 15 个大类，从一般到专指，层层划分。单击主页面"Online tools"链接，系统提供"查找术语""分类浏览术语"和"按字顺浏览术语"三种检索方式。单击所需浏览的术语，可显示其在 EMTREE 中的位置（树状结构）及同义词、道兰氏医学词典对该术语的解释，并可将该术语"加入检索框"。

（四）Authors，editors & reviewers 检索

利用 EMBASE 数据库检索作者是一种简单而快捷的检索手段，单击主页面的"Authors，editors & reviewers"链接，可根据作者的姓名，按姓在前、名字在后用缩写的格式找到相应的记录。如输入 Smith J.A. 直接进入检索，即可获得该作者发表的论文。当作者名称较长或不确定时，可检索前半部分主要词根，以获得更多的作者姓名复选框的提示。

三、检索结果的处理

检索结果包括题名、作者、刊名、出处、全文链接标识等信息。单击每条记录序号前、的复选框可标记文献，将其选定或取消选定。下载方式包括打印、存盘和发送至 E-mail 邮箱。在浏览检索结果后，可对所选定的文献进行标记，也可标记所有的文献记录。选择好标记后，单击"Selected"按钮，屏幕上方出现将记录以 E-mail 发送到指定的地址。也可直接将记录输出到 ProCite、EndNote 或 Reference Manager 等文献管理软件中，利用浏览器上的菜单进行打印或存盘操作。

每个检索式后除了有生成的检出文献外，还分别有 Data Analysis、View 和 Edit 三个按钮。其中 Data Analysis 以柱状图的形式显示检索年代与相应的文献量；单击 View 则屏幕下方显示该检索式生成的结果；单击 Edit 可重新编排检索式。在每条记录的题录后面，单击"Full Text from…"可链接全文，若用户具备相应数据库的使用权，即可直接获取全文。

第三节 SciFinder Scholar

一、数据库概述

（一）数据库简介

化学文摘服务社（简称 CAS）出版的化学资料电子数据库学术版则是 SciFinder Scholar 数据库，其隶属于美国化学学会（ACS）的 CAS 分支机构，被认为是当前世界上最具有权威、资料信息量最大的化学专业数据库，在生命科学、药学、化学化工等方面具有重要的作用，被认为是上述领域的重要信息检索工具。其中，超过 50 多种语言的 200 多个国家和地区的文献资料收录在 SciFinder Scholar 数据库中，主要覆盖的领域包括化学、化工、材料学、物理等多个方面[①]。

SciFinder Scholar（SFS）收录了世界上 200 多个国家和地区 60 多种文字出版的 10 000 多种科技期刊、科技报告、会议文献、学位论文、资料汇编、图书及视听资料中的各种化学研究成果，摘录了世界范围内 98% 以上的化学化工文献，内容包括纯化学和应用化学各领域的科研成果，还涉及生物、医学、轻工、冶金、物理等领域，所报道的内容几乎涉及化学家感兴趣的所有领域。

SciFinder Scholar 整合了 CA 1907 年至今的所有内容、Medline 的生物医学文献及欧美 57 家合法专利授权机构发行的专利。它涵盖了应用化学、化学工程、普通化学、物理、生物学、生命科学、医学、聚合体学、材料学、地质学、食品科学和农学等诸多学科领域。

（二）数据库资源

通过 SciFinder Scholar 可以检索以下六种数据库。

1. CAplus

CAplus 包含来自 150 多个国家的 9500 多种期刊的 2700 余万篇文献及全球 50 多个合法专利机构的 500 余万条专利文献，覆盖 1907 年到现在的所有文

---

① 邵嘉亮.关于 SciFinder Scholar 数据库的检索问题几点思考 [J].科技创新导报，2014，11（22）：187.

献及部分 1907 年以前的文献，包括有期刊、专利、会议录、论文、技术报告、图书等，涵盖化学、生化、化学工程及相关学科，还有尚未完全编目的最新文献，可通过研究主题、作者姓名、机构名称、文献标识号进行检索。

2. Medline

Medline 包含来自 70 多个国家 6000 多种期刊的生物医学文献，覆盖 1950 年至今的所有文献及尚未完全编目的文献。可通过研究主题、作者姓名、机构名称等方式进行查询。

3. REGISTRY

REGISTRY 是世界上最新、最大、最全面的物质数据库，包括有机化合物、片状无机物、元素、金属、合金、矿物质、配位化合物、同位素、高分子、蛋白质、核酸等，涵盖了从 1957 年至今的特定的化学物质，包括在 CA 中引用的物质以及特定的注册物质。每天更新 12000 多种物质或序列，每种化学物质有唯一与之对应的 CAS 登记号，提供超过 200 万个实验特性，1 亿个计算特性和接近 20 万幅谱图。

4. CASREACT

CASREACT 是化学反应数据库，提供 CA 收录的有机化学期刊及专利，它收录了 1840 年至今的单步或多步反应（包括有机反应、有机金属反应、无机反应、生化反应等，尤其是专利中的反应）信息；目前有 1400 多万条反应记录和 60 多万条期刊论文和专利记录，每周更新 600～1300 条新反应。SciFinder 可以显示反应物、试剂、产物、催化剂、溶剂、反应条件、参考信息等。

5. CHEMCATS

CHEMCATS 是商业应用物质和供应商数据库，目前有 1600 多万种商业可用化学物质的列表，900 家厂商的 1000 多个化学物质目录。可以便捷地获得全球化学商品供应商的相关信息（联系信息、价格情况、运送方式）。CHEMCATS 信息可通过物质查询间接获得。

6. CHEMLIST

CHEMLIST 管制化学品数据库，收录了 1979 年至今的管制化学品的信息。CHEMLIST 信息通过物质查询间接获得。

（三）SciFinder Scholar 检索特点分析

相比于其他传统的检索系统，在进行 SciFinder Scholar 数据库设计方面就存在不一样，SciFinder Scholar 数据库系统为了使得用户未知的重要信息能够完全进行检索，这里并没有直接提供所谓的高级检索形式。系统的主题检索则较为类似于自然语言检索方面。为了能够获得大量相关信息，SciFinder

Scholar 则是鼓励用户从一开始就进行一定的广域检索，然后可以进行检索结果的提炼过程，利用相应的反映分析、物质分析以及文献分析等功能，这样能够体现出最佳的检索效果。也就是，首先把最为广泛的问题向 SciFinder Scholar 提出，然后，通过相应的 iFinder Scholar 的 Analyze/Refine 的相关功能来进行对于检索思路的不断修正，使得检索范围不断缩小，能够获得获取新知识的灵感以及新的知识点，这样可以通过把不同的 Analyze/Refine 功能进行有效组合，通过合理应用就可以获得更多的收益；同时，自动分类可以通过系统的 Categorize 功能实现。

二、检索方式与方法

SciFinder Scholar 提供三种检索方式：普通检索、定位检索、期刊浏览。其中普通检索适用于对不确定信息的检索，定位检索适用于确定信息的检索，期刊浏览用于浏览 SciFinder Scholar 核心期刊的内容。在 SciFinder Scholar 中，可以进行文献检索、物质检索及反应检索。

（一）文献检索

SciFinder Scholar 不仅提供了主题检索、作者检索、机构检索三种检索方式查找 Caplus 和 MEDLINE 数据库的文献，而且还可以通过书目信息及文献标识符等已知信息去定位文献。

1. 主题检索

主题检索可通过研究主题检索文献。在 I am interested in 对话框中输入描述研究的主题的单词或短语，之后出现候选答案 Topic Candidates 窗口，SciFinder Scholar 根据检索词之间的关系强度列出几种检索结果及相应的文献数，通常选择"两概念出现在同一句话中"，点击 get references 即可获取相关文献。

2. 作者检索

根据作者姓名可检索到该作者发表的所有文献。在对话框下输入作者的姓，可以选择性的在下面两个框中输入作者的名或名的缩写字母以及中间名或中间名的缩写字母。之后会出现包含了满足检索需求的所有作者名单，选择欲检索作者姓名的可能拼写形式，点击 Get References 即可检索该作者发表的文献。

3. 机构检索

机构检索可用来检索特定机构发表的所有文献。在对话框中输入欲检索的机构名称，点击 OK，即可查得特定机构的所有文献。

4.通过书目信息定位文献

使用书目信息去定位文献,可以获得已知标题、刊名、作者等的文献。

5.通过文献标识符定位文献

使用文献标识符定位文献,可以获得与指定专利号及存取号相对应的文献。

6. SciFinder Scholar 文献检索的后处理功能

SciFinder Scholar 与很多检索系统的设计理念不同,提倡检索者从较广的概念开始检索,获得大量相关的信息,然后利用其强大的后处理功能来保证检索结果的准确与精炼。

(1)分析工具:按特定分析条件将检索结果分为若干子集进行分类分析,再以柱状图形显示。SciFinder Scholar 文献检索的分析功能包括作者分析、CAS 登记号分析、CA 小类分析、机构分析、来源数据库分析、文献类型分析、索引词分析、来源期刊分析、文献语种分析、出版年分析、辅助索引词分析共11 种分析功能。

(2)限定工具:限定工具类似二次检索,使检索结果更精确,SciFinder Scholar 提供了 7 种文献限定手段:限定研究主题、限定机构、限定作者、限定出版年、限定文献类型、限定文献语种、限定来源数据库。

(3)主题分类工具:SciFinder Scholar 根据文献的索引词将文献分为 11 个一级主题类别:分析化学、生物学、生物技术化学、催化、环境化学、普通化学、遗传及蛋白质化学、物理化学、聚合物化学、合成化学、工业技术,每个一级类下又分为若干个二级类。

（二）物质检索

在 SciFinder Scholar 中,可通过化学结构、分子式及物质标识符三种方式进行物质检索。

1.通过化学结构检索物质

如欲检索下面的化学物质,利用苯环工具、快捷方式菜单等工具绘出其结构,点击 Get Substance 按钮便可以开始检索化学物质。

在通过化学结构检索物质时有三种检索方式可以选择，即精确结构检索、亚结构检索和相似结构检索。其中精确结构检索结果会包含以下各类型的化合物：①与已绘制的结构完全相同的物质；②同位素化合物；③配位化合物；④单体组成的聚合物；⑤混合物；⑥物质的盐；⑦异构体、亚结构检索可以得到物质的修饰信息。相似结构检索可以获得结构相似度在 60 分以上的物质。

2.通过分子式检索物质

在 Enter the formula of substance 对话框中输入分子式，点击 OK 便可进行检索。分子式输入规则：①区分大小写；②分子式按 Hill 系统规则书写，即 CH 写在前面，其他按照字母顺序排列，输入时不同元素之间最好用空格隔开；③输入盐类，可分为酸碱组分以相连；④聚合物则输入单体组成以括号加 X。

3.通过物质标识符检索物质

在 SciFinder Scholar 中，可通过物质标识符定位物质。标识符输入注意事项：①可输入物质的化学名、俗名、商品名、缩写、CAS 登记号等；②每行只能输入一个标识符；③不区分大小写；④可以包括空格和标点符号；⑤ CAS 登记号包含连字符。

4.SciFinder Scholar 物质检索的后处理功能

SciFinder Scholar 物质检索拥有强大的后处理功能，用来对检索结果进行精确和提炼。

（1）分析工具分析可以更好地了解所检物质的结构，而分析其环构造、原子取代和键等，有助于找出理想结构，SciFinder Scholar 提供了 6 种物质分析功能：取代原子分析、可变基团分析、R 基团分析、结构精确度分析、环骨架分析、立体结构分析。

（2）限定工具在物质检索时，如果检索到的物质太多，可以使用限定功能对检索结果进行精炼，SciFinder Scholar 提供了 7 种物质限定手段：限定化学结构、限定含同位素、限定含金属、限定可获得商业来源、对物质性质限定、限定可获得物质的性质、限定可获得文献。

（三）反应检索

在 SciFinder Scholar 中，可以通过化学结构和官能团两种方式检索反应。

1.通过化学结构检索反应

以上面的化学结构为例说明通过化学结构检索反应的方法，要求它是产物，而且不允许环取代。首先在结构绘制窗口利用各种结构绘制工具画出上述结构；点击反应角色工具和要设定的结构，反应角色对话框将会出现，设定物质在反应中的角色为产物，点击 OK；在结构绘制板中点击 Get Reaction 按钮即可获得该物质为产物的所有反应。

2.通过官能团检索反应

SciFinder Scholar 可通过官能团名称去检索反应，利用官能团检索可得到用什么的催化剂或在什么样的实验条件下进行相关官能团的反应。

3.SciFinder Scholar 反应检索的后处理功能

SciFinder Scholar 反应检索也同样拥有强大的后处理功能，对检索结果进行精确和提炼。

（1）分析工具分析可以更好地了解检索到的反应，而分析其催化剂、溶剂和反应步骤等信息，有助找出理想的反应，SciFinder Scholar 提供了 10 种反应分析功能，即催化剂分析、溶剂分析、作者分析、机构分析、文献类型分析、反应步数分析、产率分析、刊物分析、语种分析、出版年分析。

（2）限定工具可以使反应检索的结果更精确，SciFinder Scholar 提供了4 种反应限定手段，即限定反应结构、限定产率、限定反应步数、限定反应类型。

四、检索结果的处理

（一）Refine/Analyze 工具

SciFinder Scholar 提供的 Refine/Analyze 工具的功能非常强大，可以用来搜寻、评价和查看用户想要查找的结果。目前有两种分析方式：一种是对参考文献进行分析，另一种是对物质信息进行分析。

1.参考文献的分析工具

该工具可以浏览到学科的发展前沿、重要研究者和某个学科领域的组织机构等信息。当用户检索到众多的参考文献时，单击"Refine/Analyze"按钮弹出一个对话框，其中包括 Analyze（检索结果统计分析）；Refine（对检索结果进一步限定）和 Categorize（对检索按主题和物质名称进行分类）。其中Analyze 工具可以对检索到的文献资料按照作者姓名、CAS 登记号、期刊名称、语种等 11 个指标分别进行统计分析。

2.物质信息的分析工具

Refine/Analyze 工具可帮助用户对环骨架、立体化学、特定原子、变量的存在等 6 个方面进行统计分析，并可以对检索结果进行进一步提炼。

（二）结果保存与全文获取

SciFinder Scholar 结果输出有存盘和打印两种形式。

1. 存盘与获取全文

选择想要保存的检索结果，然后选择"文件"→"另存为"命令。如未选择特定的结果，SciFinder Scholar 可保存所有的结果。用 .rtf 或 .txt 格式最多可保存 500 个结果。在检索到的文献信息页面或化学物质信息页面均有获取全文的按钮，单击"获取全文"即可获取全文。

2. 打印

选择想要打印的检索结果，勾选对应条目。选择打印格式，然后选择"文件"→"打印"命令。如未选择特定的结果，SciFinder Scholar 将打印所有的结果。

第四节　BioSIS Previews

一、数据库概述

BioSIS Previews（美国生物学数据库，简称 BP），由美国生物科学信息服务社（BioSIS）出版，由《生物学文摘》《生物学文摘 / 综述、报告和会议》以及《生物研究索引》3 个部分组合而成，是世界上最大的有关生命科学的文摘索引数据库。

BP 收录世界上 100 多个国家和地区的 5500 多种生命科学期刊和 1650 多种非期刊文献，如学术会议、研讨会、评论论文、美国专利、书籍、软件评论等。数据每周更新，每年新增记录 56 万多条。收录内容涵盖生物学、农业、解剖学、细菌学、行为科学、生物化学、生物工程、生物物理、生物技术、植物学、临床医学、实验医学、遗传学、免疫学、微生物学、营养学、职业健康、寄生虫学、病理学、药理学、生理学、公共健康、毒理学、兽医学、病毒学、动物学等几乎所有生命科学，内容侧重于基础和理论方法的研究。

目前，提供 BP 检索的平台主要有 ISI Web of Knowledge、OVID、STN、Dialog 等。以 Web of Knowledge 检索平台为例介绍 BP 的检索，BP 基于 Web of Knowledge 检索平台，用户界面友好实用，检索途径丰富，方便快捷，具有多种超链接和跨库检索功能。特定的生命科学领域的专业检索字段，符合生命科学自身的特点，可获取高度相关和全面的检索结果。由于 BIOSIS 的深度标引，研究人员不用担心主题词选取的不全面或不准确，输入自己想到有关这一想法的自由词即可。此数据库不仅具有检索功能，还是有效的研究工具—提供全文链接、结果分析、信息管理、格式论文等。

二、BP 的检索途径与方法

在 BP 的主页，Web of Knowledge 检索平台提供了 Quick Search（快速检索）、General Search（普通检索）、Advanced Search（高级检索）三种检索方式，其中，Quick Search 适用于简单课题的检索，直接输入检索词及其逻辑运算符 AND、OR、NOT 等进行组配检索。一次性最多可检索 50 个词或词组。Advanced Search 适合于复杂课题的检索，其使用方法与 Web of Science 的高级检索相同。

General Search 是常用的检索方式。General Search 检索提供了 11 种检索途径：Topic（主题）、Author（作者）、Source Publication（来源出版物）、Address（作者地址）、Taxonomic Data（生物物种分类）、Major Concepts（主要概念）、Concept Code/Heading（概念代码/标题）、Chemical and Biochemical（化学和生物化学）、Patent Assignee（专利权人）、Meeting Information（会议信息），Identifying Codes（标识码）。

（一）Topic（主题）

利用 Topic 途径进行检索时，系统自动对以下字段进行检索"Title""Abstract""Organisms""Major Concepts""Super Taxa""Biosystematic Codes/Names""Taxa Notes""Parts, Structures & Systems of Organisms""Diseases""Chemicals & Biochemicals""CAS Registry Numbers""Sequence Data""Methods & Equipment""Geopolitical Locations""Time""Institutions & Organizations""Miscellaneous Descriptors"和"Alternate Indexing"。

（二）Author（作者）

这里的作者包括原文中出现的作者、编者或者发明人的姓名。作者检索时，可输入多位作者的名字。一般姓用全称，名用首字母后加"*"进行检索。BP 的记录中，作者字段的表达方式不一样，通常是姓用全称，名用首字母，姓与名之间用"，"再加空格分隔；但有些文献记录的姓、名均用全称，而且中、国人的姓名表达习惯不一样，检索时应注意。

（三）Source Publication（来源出版物）

进行来源出版物检索时，必须正确输入全名。可利用截词方式输入或者利用 Source Index 页面提供的出版物列表选择期刊或图书全名。为了方便检索，可以直接从 Source Index 页面复制期刊或图书全名。

（四）Address（地址信息）

地址信息包含源文献中出现的作者、编者或者发明人的地址信息。BP 未对地址或者地址缩写词进行标准化处理。为了提高查准率，应使用截词和地址的不同写法。

（五）Taxonomatic Data（生物分类名称）

应用 Taxonomatic. Data（TD，生物分类名称）检索时，一般输入上位的生物分类及代表生物分类目录的五位数生物系统编码，也可以先单击 Organism Classifier，检索相应的生物分类及生物系统编码。在实际检索中，Taxonomatic Data 一般与 Topic 检索组合使用，以提高查准率。

（六）Major Concepts（学科分类）

应用 Major Concepts（MC，学科分类）检索时，可输入学科分类的名称进行相关领域的大范围检索。单击 List，浏览学科分类的内容（包括按字顺排列及按学科排列两种方式），可复制和粘贴感兴趣的 Major Concept，并进行检索。Major Concepts 检索与 Topi. 检索可组合使用，以提高查准率。

（七）Concept Cod 町 Heading（学科编码）

输入代表学科名称的五位数编码进行检索，单击 List，查看学科编码及对应的名称。

（八）Chemical and Biochemical（化学和生物化学）

它主要用于查找化学及生化物质，可输入化学物质、基因或序列的名称及 CAS 化学物质登记号。

（九）Patent Assignee（专利人名称）

输入专利权人的名称（可以是个人，也可以是机构）进行检索。如果专利权人是机构，应注意机构的不同表达方式。

（十）Meeting Information（会议信息）

它主要用于查找会议信息，可输入会议名称、会议主办地点、会议主办者和会议日期等信息，并用 AND 或 SAME 连接。如果要检索某次会议上某个专题的会议论文，可采用组合检索，如 Topic 检索与 Meeting Information 检索组合，以提高查准率。

（十一）Identifying Codes（标志码）

可以输入 ISSN、ISBN、专利号、专利批准日期等进行检索。

三、检索结果的处理

BP 检索结果的显示方式与 Web of Science 的相同，有概要及全记录两种方式，BP 全记录方式提供的字段信息很丰富。

BP 收录的文献还包括会议录、专利等。因此，结果显示时，如果是专利，会提供专利名称、专利发明人、专利号、专利批准日期、专利权人、专利国、专利分类号等信息。如果是会议录，则提供会议名称、会议时间、会议地点、会议主办单位等信息。

另外，在全记录方式中，如果该篇文献同时被 Web of Science 收录，则 BP 提供相应的链接。单击"WEB OF SCIENCE"可浏览该记录在 Web of Science 中的信息，单击"CITEDREFERENCE"可显示这篇论文的参考文献信息，单击"CITING ARTICLE"，可了解这篇论文发表后被哪些文献引用过，单击"RELATED ARTICLE"则可提供该文献的相关文献（通过共引文献建立）。单击"DNA SEQUENCE"及"PROTEIN SEQUENCE"则提供 BP 与 NCBI 基因库的链接。通过这些链接，可扩大检索范围，获得更多的研究信息。

BP 检索结果的标记、输出方式也与 Web of Science 的相同。只是在输出时，每条记录的可选字段更多。

第五节　EBSCOhost 数据库

一、数据库概述

EBSCO Publishing 公司是一个具有 60 多年历史的文献服务机构。EBSCOhost 数据库是该公司自行研发的全文检索系统，由 10 个子数据库构成。它们分别是学术期刊（ASP）、商业资源（BSP）、教育信息资源中心（ERIC）、Green FILE 环境保护、图书馆与信息科学（LISTA）、医学文摘（MEDLINE）、报纸全文、地区商业出版物、教师参考中心[①]。

最能吸引理工科院校眼球的当属学术期刊数据库，从实际使用来看也是如此。它收录了 12800 多种期刊，其中 8700 多种为全文期刊，有 4300 种的期刊全文可追溯至 1975 年。

商业资源数据库涵盖商业相关领域之议题，如财务金融、经济、银行、国际贸易、管理、业务营销、商业理论与实务、房地产、产业报道等。收录 2300 种以上刊物的索引及摘要。

---

① 郑杨，翟路，李庆利 .EBSCOhost 数据库使用情况统计分析——以沈阳药科大学图书馆为例 [J]. 情报探索，2013（10）：54.

教育信息资源中心是美国教育部教育资源信息中心所提供之国家级教育学书目数据库。含教育相关的论文及期刊文献两种档案。

Green FILE 提供人类对环境所产生的各方面影响的深入研究信息。其学术、政府及关系到公众利益的标题包括全球变暖、绿色建筑、污染、可持续农业、再生能源、资源回收等。数据库提供近 384 000 条记录的索引与摘要。

图书馆与信息科学收录了 700 多种期刊及书籍、研究报告和学报的索引，主题包括图书馆学、分类学、编写目录、书籍装订术、在线信息检索及信息管理等内容。

医学文摘数据库是美国国家医学图书馆医疗档案专业版，共收录 1966 年至今 4600 种期刊之索引与摘要，提供专业 MeSH 检索。

报纸全文提供 35 种国家和国际报纸的完整全文。该数据库还包含 375 种地区（美国）报纸精选全文。

地区商业出版物提供综合型地区商务出版物的全文信息，详尽全文收录，将美国所有城市和乡村地区的 80 多种商业期刊、报纸和新闻专线合并在一起。

教师参考中心提供了 270 多种深受教师和行政人员欢迎的期刊索引和摘要，以帮助职业教育者。

二、检索途径和方法

（一）检索途径和方法

EBSCOhost 数据库提供基本检索（直接输入检索词或检索式）、高级检索和辅助检索三种检索方式。辅助检索又包括关键词检索、主题检索、出版物检索、索引检索、图像检索、参考文献检索。

1. 基本检索

在基本检索界面中，可输入单词、词组、含有布尔逻辑运算符的检索式及含有字段代码的检索式。基本检索的默认方式是在关键词中进行检索。如在题名（title，字段是 TI）中查找哮喘治疗方面的文献，可以在检索词文本框中输入 "TI asthma/therapy"。读者可比较一下输入 "TI asthma/therapy" 与输入 "TI asthma therapy" 时，检索结果有什么不同。

2. 高级检索

高级检索提供所有字段、著者、文章标题、主题词、文摘、地名、人名、评论和产品名、公司名、NAICS 码或叙词、DUNS 码、ISSN、ISBN、期刊名称、索取号等范围进行检索。步骤一：输入检索词，最多可在三个检索词文本框中输入检索词进行检索。步骤二：选择检索字段，可选择上述任一检索字段。步骤三：选择各检索词之间的组配方式"AND""OR""NOT"。步骤四：限制结果，可对检索结果做进一步限定，包括是否有全文、是否有参考文献，是否专家评审刊、出版日期、出版物、页数、附带图像的文章等，还可用相关词、相关全文来扩大检索的范围。

3.辅助检索

在检索页面的最上方，还提供其他检索途径，单击工具栏的相关按钮，即可进行辅助检索。

（1）出版物名称检索：使用出版物名称检索和浏览，检索结果显示刊名、国际统一刊号、更新频率、价格、出版者、学科、主题、收录文摘或全文的起始时间等。

（2）规范化主题词检索：利用系统提供的规范化主题词检索，可供选择的主题有 All（所有的主题）、People（人物）、Products & Books（产品与图书）、Companies（公司企业）、Subjects（主题）。这种检索方法效率高，检索结果相关性大。

（3）引文检索：可输入相关检索词在被引作者、被引题名、被引来源、被引年限及所有引用字段进行引文检索。

（4）索引检索：首先选择索引项。可供选择的索引项有作者、作者提供的关键词、公司名、文献类型、DUNS 码、日期、地名、主题标目、ISBN、ISSN、期刊名、语种、NAICS 码或叙词、人名、评论或产品、主题词、出版年，然后在"浏览"后输入词语进行定位。

（5）图片检索：可输入检索词，通过关键词或逻辑组配，可限制图像检索的类别，包括人物图片、自然科学图片、地点图片、历史图片、地图、国旗等六类。

（二）检索技巧

1.充分使用"限定条件"与"扩展条件"

EBSCOhost 允许进行"限定条件"（Limiters）和"扩展条件"（Expanders）的设置，可以灵活地对结果进行"全文、有参考、出版日期、出版物类型、文献类型、页数"等的限制。特别是出版日期，EBSCO 的很多期刊允许你在检索时将出版时间提前数月甚至半年。例如：现在是 2020 年 10 月，在检索时完全可以将"出版日期"设定为"2020 年 10 月—2021 年 1 月"，提前了解一些期刊的出版动态，获得即将发表论文的二次文献，这也是 EBSCOhost 的特色之一。相应地还可以将结果扩展为"搜索相关关键字、在文章全文范围内搜索、自动 and 检索词语"等。

2.使用"我的 EBSCOhost"

只要在 EBSCOhost 上进行注册，即可在任何有权限访问 EBSCOhost 数据库的地方享受个性化的 EBSCOhost 服务，可对图像、视讯、检索的永久链接，保存的检索，检索快讯，期刊快报分别管理；可将某次检索结果保存下来，只要登录"我的 EBSCOhost"即可调出。特别是检索快讯，只要预设好检索表达式，系统会自动将最新出版的符合检索表达式的文章以 E-mail 的形式发送，相当于 SDI 定题服务，并可随时取消该服务。

3.充分使用"帮助"功能

"帮助"位于操作窗口的右上方，可随时在操作过程中单击"帮助"查询帮助信息。其中有一个"EBSCOhost Tutorials"，即"EBSCOhost"教程，以5个3～4分钟的短片指导你熟悉 EBSCOhost 产品的特性，以检索实例较为详细地介绍了 EBSCOhost 的使用方法，并配以英文字幕，是一个生动的在线教程。

三、检索结果的处理

检索结果以题录方式呈现，显示每一个记录的文章篇名、作者、刊名、卷期、页数等，有的记录下面有 PDF 或 HTML 格式的全文链接。单击"查询国内馆藏或全文链接"可了解纸本在国内的馆藏信息。系统提供存盘、打印、电子邮件三种方式输出检索结果。

第六节　SpringerLink 和 Blackwell 全文期刊数据库

一、SpringerLink 全文期刊数据库

（一）数据库概述

Springer Link 是世界上最著名的科技出版集团之一，德国 Springer 出版社研制开发的学术期刊及电子图书在线数据库系统。Springer Link 数据库收录的大部分期刊是被科学引文索引（SCI）、社会科学引文索引（SS-CI）和工程索引（EI）收录的核心期刊，学术价值较高，而且大部分以电子方式出版，方便用户在第一时间及时掌握本研究领域的最新进展和成果。Springer Link 数据库将收录的文献按学科分为建筑和设计、行为科学、生物医学和生命科学、商业和化学和材料科学、物理学与天文学、数学和统计学、经济学、医学、计算机

科学、社会科学和法律、工程学、人文、地球和环境科学以及计算机职业技术与专业计算机应用[①]。

SpringerLink 平台为用户提供全文期刊、图书、科技丛书及参考书的在线服务，该数据库在国内设置了镜像服务网站，同时国内用户也可以直接通过其国际站点访问该数据库。该数据库的访问权限通过 IP 控制，无须用账户名及密码登录，免付国际流量的费用。近年来，全新的 SpringerLink 投入使用，新平台的检索功能在设计上比较符合一般用户的检索习惯，同时在参考文献中提供 CrossRef 链接，使文献的检索更加方便。

（二）检索途径和方法

1. 浏览文献

系统提供按文献类型浏览（如期刊浏览）及学科分类浏览两种方式。

（1）文献类型浏览：文献类型包括所有文献、所有出版物、期刊、丛书、图书及参考工具书的浏览选项。此项功能在查找已知出版物名称，需要检索其中某一卷期的情况下使用。以期刊浏览为例，单击"Journals"则打开数据库收录期刊的刊名列表。在刊名列表中直接单击刊名的链接，如果所查期刊不在当前显示页面，则可在刊名列表右侧的检索词文本框中输入关键词检索，也可以在"Starts With"下输入刊名的开头字母或直接单击其下方的字母链接去查找所需期刊。通过单击刊名链接可以打开数据库收录该刊的卷期列表，单击卷期进入目次页面，查找到所需文章，通过篇名链接打开文章的完全记录格式，通过全文链接打开全文。在期刊列表的右侧还有期刊更新日期、期刊语种及按学科分类的期刊数目等。

（2）学科分类浏览：学科分类浏览是按照数据库的 12 个学科图书馆进行分类的，在每个类目后标有该类文献的数量。使用此项功能时，可直接通过学科分类名链接打开该学科的所有文献记录列表。此项功能是先检索到关于某一学科的所有文献，可以在文献记录列表的右侧所提供的二次检索功能中，通过增加关键词、按篇名字顺浏览、文献录入时间、文献类型、原文语种、主题、版权年份及文献出处等对浏览结果进一步限定，从而浏览到所需文献。

2. 简单检索

当用户想查找某一主题方面的文献，但又不知该主题文献出处时可使用简单检索方式。其检索方法比较简单，仅是在数据库主页的检索词文本框内输入所要检索文献的关键词，单击检索按钮，即可获得所查文献记录的结果列表。

---

① 佟岩，关晶，闫雷 .SpringerLink 全文数据库的检索方法 [J]. 中国药业，2010，19（18）：13.

3.高级检索

单击简单检索上方的"More Options"即可打开高级检索页面。在高级检索页面中系统提供了包括所有文本、篇名、摘要、著者、编者、ISSN、ISBN、DOI 等字段的输入框，检索时可以通过在一个或多个检索词输入框中键入检索词，对检索范围进行限定，以达到精确检索的目的，多个检索条件（检索词输入框）之间的逻辑关系为"与"，还可以选择对检索结果按出版时间或相关度进行排序。

（三）数据库其他功能

1.检索功能丰富，提高数据库检中率

SpringerLink 支持布尔检索、截词检索、位置算符，用户可用布尔逻辑检索的"AND""OR"和"NOT"加上关键词找到所需的文章，也可以全字词或半字词并使用"NEAR"作为相近的关键词意义检索。如果用户只想以关键词的意义进行检索，可利用"AND NOT"去除一些非相关文章或以"OR"寻找相同意义但拼法不同的词语。

Springedink 数据库文章检索字段项目少，检索字段限于 all words、any words、exact phrase、Boolen Search，检索文章以主题为主，无作者、机构等检索字段。但检索范围逐级兼容。如果一个词在 Title 中出现，就一定在 Abstract 中出现，在 Full Tex 中出现，就一定在 Abstract 和 Tile 中出现。

2.个性化的服务

我的最爱（My Favorties），让用户设定个人浏览习惯，可以设定你最爱和最经常使用的线上期刊和丛书。快报服务（Alert），SpringerLink 的个人用户可以设定以电子邮件方式接收最新出版的文章信息。包括电子版优先的文章信息。

3.参考文献链接

HTML 格式的全文提供具有链接功能的参考文献，除了提供在 SpringerLink 本数据库中的全文篇对篇的链接外。若用户同时是与 SpringerLink 合作的数据库供应商的客户。就可以通过这些二次文献服务链接到参考文献或直接通过引文（CrossRef）链接到参考文献的全文。减少用户在不同数据库之间来回检索的麻烦，节约了时间。

（四）检索结果的处理

1.检索结果的显示

在检索结果的记录列表中的记录有详细记录"Expanded View"及简要记录"Condensed View"两种显示方式供选择。

（1）详细记录：详细记录显示文献的类型、标题、DOI 信息、出处、作者、简要文摘及所能提供的全文文献格式和链接等详细信息。

（2）简要记录：简要记录显示文献标题、作者、全文文献格式等信息。

2.检索结果的输出

系统提供输出检索结果的方式有存盘、打印及发送邮件三种。在输出检索结果前，可以对符合预期的检索结果进行标记，对于已经标记过的记录，可以暂时保存在系统中，也可以通过个性化服务功能，进行永久保存。

二、Blackwell 全文期刊数据库

（一）数据库概述

英国 Blackwell 出版公司是世界上较大的学术性期刊出版商，以出版国际性期刊为主。其中理科类期刊占 54% 左右，其余为人文社会科学类，涉及学科包括物理学、医学、社会科学、人文科学、艺术、行为学、商业、经济、金融、会计、数学与统计学、法律、医药卫生、生物物理学、农业与动物学、工程计算机技术等领域。Blackwell 出版期刊的学术质量很高，很多是各学科领域内的核心刊物，在科学技术、医学、社会科学及人文科学等领域享有盛誉。Blackwell Synergy 是 Blackwell Publishing 以在线方式提供期刊全文服务的平台。Blackwell 提供包括在所有范围内快速查询的功能，对所订期刊的即时全文获取，还有对引文和参考文献的链接。Blackwell Synergy 由于其简洁性、易用性和个性化功能，受到了用户的青睐。

（二）检索途径和方法

1.快速检索

在大多数页面中都有快速检索功能，在检索词文本框中输入所要检索的词或短语，可在所有的期刊中进行检索。使用术语或短语检索时，一定要使用双引号。在检索结果显示页面中还可以使用"Refine your search"对检索结果进行二次检索。快速检索的下方还有"Quick Link"功能，一般用于当已知文章所在期刊名称及卷、期、页码时快速查找文章，刊名不必输入，直接在下拉菜单中按刊名字顺选择即可，卷、期、页码需要输入。

2.高级检索

系统提供所有字段、全文、著者、篇名、文摘、引文著者、出版年的输入框，用户可将检索词输入相应的检索框中，可以根据需要对检索结果进行条件限制，包括期刊范围、主题、出版年限范围等，可以对检索结果按与检索词的相关度和出版时间进行排序，还可以设置每页显示检索记录的数目和格式等。

3.浏览检索

系统默认的检索模式是按主题浏览期刊"All Journals By Subject"模式，即将数据库中所收录的所有期刊按学科分类，在每个类名前有"+"，单击"+"将打开该学科的下级类目，单击下级类目名称前的"+"将打开关于该类目的所有期刊名称列表，在每种刊名后还有图标说明获取文献的方式，包括订阅获取原文＋回溯文档、订阅获取原文、可获取部分原文及免费获取内容等，单击刊名链接可打开系统提供的该刊卷期列表，单击所需的卷期即可打开当期期刊目次，浏览目一次查找所需文献，系统除可按主题浏览外，还有按字顺浏览期刊、单列订阅期刊列表、最喜爱期刊列表、订阅和所有期刊字数列表、订阅和所有期刊主题列表等模式供选择。

4.指令检索

系统采用标准的布尔逻辑运算符，即用"AND""OR""NOT"表示逻辑关系"与""或""非"；可使用字段限定检索，格式为"字段名：检索词"，如查找在题目中有细胞凋亡的文章的格式为 title；apoptosis。利用"*"可进行截词检索。

5.其他辅助检索功能

系统还提供 CrossRef 链接检索"CrossRef Search"、重新运行已保存检索式"Saved Searches"及"My Synerg"等功能，用于用户注册并申请个人账户等。

（三）检索结果的显示与输出

1.题录与文摘的显示与输出

在执行浏览和检索后，系统将显示检索结果反面，所检索到的记录以题录的形式列出，包括篇名、著者及文献出处，每条记录下还有文摘、参考文献、PDF 全文或 HTML 全文的链接，也可以选择"View abstracts"查看文摘列表。在 Blackwell 全文期刊数据库中，文献的题录与文摘对所有用户是可以免费使用的，而全文除有免费试用标记符号的文章外，其他文章必须订阅或单独购买才能使用，系统输出题录与文摘时要先选择需要输出的记录，可以单篇选择，也可单击"Select all"选择全部记录，输出方式有下载存盘及邮件发送两种方式，还可以将检索结果添加到个人账户中或设置文献引用通报等。

2.全文的显示与输出

文献的全文有 HTML 和 PDF 两种显示格式。HTML 格式的全文中有文摘、图表、关键词及著者的链接，另外还与其他书目数据库间建立有链接，如 PubMed（Medline）和 ISI Web of Science 等。输出方式有存盘与打印两种。

第七节 Ovid 在线全文期刊数据库

一、Ovid 在线全文期刊数据库概述

Ovid 技术公司是全球著名的数据库提供商之一，由 Mark Nelson 于 1984 年创建于纽约。目前该公司已推出的生物医学数据库包括临床各科专著及教科书、循证医学、医学 MEDLINE 、EMBASE 以及医学期刊全文数据库等。

Ovid 在线全文期刊数据库提供 60 多个出版商出版的科学、技术及医学期刊 1000 多种，其中包括 Lippincott、Williams &Wilkins（LWW）出版社出版的期刊。LWW 出版的期刊以临床医学及护理学等方面最具代表性。Ovid 将资源集中在单一平台上，并透过资源间的链接为用户提供一个强大功能的平台，在这个平台上，综合讯息方案、数据库、期刊电子参考书及其他资源均可检索及浏览。平台下提供 300 多个数据库，1000 多种权威期刊及其他资源。并且可由文献中的参考索引链接到该文献的全文（Full Text），用户可在单一环境下方便地获得所需资料。

该数据库更新及时，有些甚至比印刷本期刊到馆更早，因此通过该数据库，读者可以在网上找到需要的期刊。现在该数据库的回溯期最早已经达到 1993 年。用户可根据需要引进适合本单位使用的各种数据库。该数据库系统具有以下特点：检索界面直观，简单易学，检索途径多，使用方便；为用户提供个性化服务，如建立个人账户并可根据个人需要进行管理；在 Ovid 平台上可用数据库数量多且相互链接；结果显示、下载方式灵活多样；可整合其他各种（网络、数据库及馆藏）资源等。

二、检索途径和方法

（一）检索途径和方法

1.基本检索

基本检索即自然语言检索，是该数据序的默认检索方法，当利用此方法检索时、用户可以不必考虑检索和语法规则，自由输入检索或提问语句，系统自动分析检索语句，并将用户输入的检索词的各种词形加以搜集并检索，还可以

将常用的缩写手动转换为全称——利用基本检索功能时应尽量避免使用动词来表达检索语义。基本检索还提供拼写检查及包含相关词的检索功能。

2. 引文检索

引文检索是 Ovid 检索系统为用户提供的一项用于查找特定文献的功能。它是利用文献的书目信息查找特定文献的最好方法，可查找的信息包括文献篇名、刊名、著者姓名、文献出版的年、卷、期及首页页码、索取号码和数字文献识别符等。

3. 字段限定检索

Ovid 检索系统为用户提供 27 个用于限定检索词的字段，包括刊名、文摘、索取号、著者、著者单位、关键词、标题文本、DOI 号、文献类型等，使用此项功能时，在输入框内输入检索词，在字段列表中选择限定的字段（选择一个或多个限定字段均可）。

4. 语法规则检索

（1）关键词检索是高级检索页面中默认的检索途径，是指在文献的标题、文摘、全文及标题文本等字段中检索所输入的关键词，可使用"$"或"*"进行截词检索。

（2）著者检索，是指直接输入著者姓名进行检索。输入格式为姓在前、名在后（可用全称或首字母），姓名间用空格隔开即可。

（3）篇名关键词检索，是指在文献题目中检索所输入的词或词组，也可使用"$"或"*"进行截词检索。

（4）期刊名称检索，是指利用期刊名称（即刊名）进行检索。输入刊名时可输入全称或部分刊名。要注意不能使用缩写刊名检索，利用部分刊名时，一定要输入期刊全称的开头部分，而不能用刊名中的关键词进行检索。利用刊名检索时，可出现刊名索引列表，可在刊名前的复选框中选取所要检索的一个或多个刊名进行检索。

5. 期刊浏览

数据库提供两种期刊浏览方式，一是按刊名 A 至 Z 字顺浏览；二是按学科分类进行浏览。系统将其所收录的期刊按主题分为 Clinical Medicine、Behavioral &. Social Sciences、Life Sciences、Nursing、Physical Science & Engineering、Psycarticles 六大类，每一大类下又分成若干个子类，每一类目后有相对应的期刊数及期刊列表、卷期的链接。

6. 限制条件选项

限制条件分为两部分：一部分是在检索输入框里可直接单击"Limits"

打开限制条件选项，即日更新文献 "Daily Update"、原始文献 "Original Articles"，综述 "Reviews Articles"、有文摘的文献 "Articles with Abstracts"、心理学期刊子集 "Psycarticles" 及文献发表年限 "Publication Year"；另一部分是系统在 "Additional Limits" 中为用户提供更多的限制条件选项，包括有参考文献的文章 "Articles with References"，有图片的文章 "Articles with Graphics"，期刊所属子辑 "Journal Subsets" 及出版类型 "Publication Types" 等。

（二）提高检索效率的策略

读者有时因为没有利用 Ovid 平台与平台上一连串的便捷功能，最后发现花了很多检索时间却找不到所需要的文献。

实际上，Ovid 公司已利用其精确的连接技术为 Ovid 平台的管理端设计了一套完善的连接工具，只要图书馆的馆员把所订购的电子全文的名单输入系统后，无论在 Ovid Medline 所检索到的结果是属于哪一个出版社，只要经过系统核对该文章属于订购年份里的全文，检索结果的旁边便会出现一个 Full Text 的连接。只要点击该连接，浏览器保留 Ovid 平台的同时还会在另一视窗上显示该检索结果的全文。这样，读者便能够节省来回登录不同平台的时间，轻松获取所需文献。

有些读者在检索后往往需要花很多时间去从众多的检索结果里把提供全文的题录筛选出来。Ovid 数据库则只要在检索后点击 Limit Full Text（筛选全文），Ovid 即会检查每一检索结果是否是图书馆订购的期刊，然后把有全文的结果筛选出来，并把全文连接显示在检索结果上，这样便大大提高了读者的检索效率。除了 Limit Full Text 的功能，Ovid 平台还提供了很多不同的限制选项以配合读者各式各样的检索策略来查找专指性文献，如各种动物体与年龄组等。其中 EBM Reviews 更是广受欢迎，读者只要点选 Limit EBM Reviews（筛选循证医学报告）的功能，所有不属于循证医学的结果便会被筛选掉，因此读者便可以很轻松地进行准确的检索。另外，在使用关键词检索时，要注意同一概念不同词形的使用。同时也可用逻辑组配或联合检索功能来控制概念间的逻辑关系。

为了获得更多、更有效及更权威的文献，在 Ovid 平台的背后，已经为用户连接好一些在不同范畴里的权威网站如 Medline Plus、Biome 及 US CDC 等，当读者进行检索时，Ovid 除了对数据库进行检索外，也会自动为读者在不同网站进行检索并提供有关的 Internet Resources 连接，读者可轻松获取数据库以外的相关资料。

三、检索结果的显示与输出

（一）文献题录的显示与输出

单击检索式显示栏中的"Display"按钮，系统显示检索结果的题录信息列表，利用"Customize Display"设置记录显示格式，系统提供包括题录、文摘等四种显示格式，如果这四种显示格式不符合需要，可以通过"Select Fields"自定义显示记录的字段。利用"Reset Display"恢复系统默认显示格式。"Results Manager"用来管理检索结果题录或文摘的显示与输入，位于检索结果显示页面的左下方，输出检索结果包括记录的范围"Results"有标记记录、当前页中所有文献及全部检索结果三种选择，系统每次最多输出题录数为200条；输出记录字段的设置"Fields"有题录、题录＋文摘、题录＋文摘＋主题词字段、完全记录格式及自定义字段等；输出题录格式，"Result Format"的选择；排序"Sort O Keys"等的设置，题录的输出"Action"包括显示、打印、邮件发送及存盘。

（二）全文的显示与输出

在检索结果的题录列表中有"Ovid Full Text"链接，单击它即可显示全文。Ovid 全文有 HTML 和 PDF 两种显示格式。HTML 格式的全文中具有相关链接（如正文内容链接、图表链接及参考文献链接等），便于阅读，但在输出时其图表要单独保存。PDF 格式的全文则方便打印与存盘。

第八节　ProQuest 医学全文期刊数据库

一、数据库概述

（一）数据库简介

ProQuest 数据库是美国 ProQuest Information and Learning Company 公司推出的信息检索及传送系统。该检索平台提供了一组数据库，涉及商业管理、社会与人文科学、科学与技术、金融与税务、医药学等广泛领域，包含学位论文、期刊、报纸等多种文献类型。该平台提供文摘题录信息，大部分文献有全文[①]。

① 王永丽，林栋，崔岚.ProQuest 数据库检索平台的检索功能及方法 [J]. 黑龙江科技信息：2012（21）：109.

ProQuest 提供多种索引、全文及全文图像资料库。它具有基本检索、高级检索、主题浏览、出版物检索等多种检索方式，其检索结果可以存盘、打印或通过电子邮箱发送，输出格式灵活多样，使用十分方便。

ProQuest 医学全文期刊数据库（PML）以 Medline 作为索引，除收录了权威的美国医学会所出版的全部 12 种刊物的全文和文摘外，还收录了 The Lancet、The New England Journal of Medicine、Nursing 及 Pediatrics 等带有完整全文图像的基础医学、临床医学及卫生健康等方面的许多重要全文期刊。PML 中所有带图像全文都包含有原文中的图表、图片、照片、图形、表格或其他图形元素，而多数全文期刊都带有逐页扫描的、高分辨率的图像。该数据库检索系统为用户提供了英文、法文、德文、西班牙文、中文等 14 种检索界面，用户可根据自己的需要选择中文、英文或其他语种的界面进行检索。

（二）系统特点和检索策略

ProQuest 数据库系统的最大特点是实现了一次文献和二次文献的集成可随时获取全文信息实现文献一体化服务。ProQuest 数据库系统的主题检索为用户提供方便。系统提供了多项检索指南便于初学者使用。

实现高查全率：查全率是定量从对象数据库中检索到相关条目的程度高的查全率可节省用户从其他数据库中查找相关信息的时间。在 ProQuest 数据库检索中实现较高的查全率尽量多采用同义词、近义词构成检索式进行检索。

实现高查准率：查准率是检索出的相关性条目数与检出的全部条目数之比。高的查准率可节省用户从检出的所有文档中过滤无用文档的时间。在 ProQuest 数据库检索中实现较高的查准率可采取：①尽量利用系统提供的限定条件选项对检索项目进行多重限定；②在同一检索字段中增加检索条件限定并以"AND"连接实现精确检索。

二、数据库检索途径和方法

（一）基本检索

基本检索是 ProQuest 系统默认方式，也就是该系统的初始界面，在检索框中输入关键词搜索所需要的相关资料，但是如果需要输入的词组超过三个词时，须用双引号把检索词引起来。对于普通用户来说，该检索最方便、快捷，全面熟悉检索指令之后便可准确定位信息。检索框下面有三个限制条件：全文文献、同行评审和学术期刊。用户可针对需要查询的相关资源选择其限制条件，达到准确定位信息的目的。如在检索框中输入"cotton QTL"检索框下面的三个限制条件选择了全文文献。点击搜索按钮即可得到所需要的相关资源信息。

（二）高级检索

在高级检索页面中，系统默认提供三个检索词输入框，用户可以在输入框内输入检索词，并可以选择引文和文章正文字段对检索词进行限定，同时可以选择逻辑算符或位置算符来控制词与词之间的逻辑关系及位置关系，如果检索词超过三个，可以通过单击"Add a row"来增加检索词输入框。在检索过程中，可以单击"Browse Topics"来浏览与所输入的检索词相近的主题概念，并可直接选择更适合的主题概念进行检索。可以通过限制条件的选择对检索结果进行限定，如出版时间范围、全文文献、学术期刊等，也可以通过"More Search Options"对检索结果进行其他限定。

该检索功能较强，可快速查询特定文献。选择高级检索这个方法可以提高查全率和查准率。填空输入词/词组下拉菜单提供字段，检索词间提供算符，提供更多限制条件，更有针对性。因为查准率不仅可以通过对检索目标进行多重限定，对于同一检索字段，也可以增加检索条件限定，并以"AND"连接，实现高的查全率，节省了用户从其他数据库中反复查找相关信息的时间。

（三）主题检索

主题检索允许用户对相关主题进行扩展检索；可以浏览主题、公司或机构、人名及位置列表选词进行检索，还可以在主题目录中选择下位类主题进行专指性更强的检索。这一检索功能主要用于对某一主题没有特殊检索需求而仅是进行一般浏览检索的有效方式。

（四）出版物检索

出版物检索用来检索特定出版物的全文文献，也包括对某一出版物特定卷期内容的检索。在检索时，可输入出版物的全称进行查找，也可以通过出版物名称关键词进行检索，如果必要还可以通过出版物名称关键词间的逻辑组配进行检索。在此页面还为用户提供了按字顺显示该数据库所有的出版物名称列表，单击任一出版物名称，可获得该出版物的卷期列表的链接"Browse-Issues"，通过此链接可打开该出版物的卷期列表，用户可直接单击相应的期次来浏览其目次，直接浏览该出版物在数据库中的所有文献；通过"View Publication Information"了解该出版物在数据库中的收录信息，包括全文、引文及文献的回溯年限，收录全文的时滞及出版者信息等；通过"Search within a publication"可以输入关键词直接在该出版物的所有卷期中检索所需文献。

（五）其他辅助检索功能

1.词表辅助检索

可在高级检索中将检索词限定在"`Subject"字段中使用，也可在基本检索与高级检索的"Browse Topics"中使用。其主要功能是帮助用户选择恰当的主题词检索所需文献，以提高检索质量。

2.智能检索

可将检索词与索引词表和出版物名称列表进行对比，并提供相应检索词列表。此项功能位于所有检索结果页面的顶部。它可以帮助用户选词进行检索，可以检索到重点文献并避免遗漏相关文献。

3.文献通报功能

将数据库中最新的、用户感兴趣的内容及时通报给用户，包括出版物通报和检索通报两种功能。这项功能在"基本检索""高级检索""最近检索""出版物检索"及"我的研究"页面中出现，在这些页面中单击"Set up Alert"，用户不需注册，只需提供电子邮件地址即可获取全文及文摘的服务，在此还可以设置接收电子邮件的频率、终止日期等。

三、检索结果的显示与输出

（一）检索结果的显示

检索结果的显示页面在执行检索后出现，包括命中文献篇数、检索策略及检索结果列表，每篇文献包括篇名、著者、文献出处等，还有用图标显示是否有引文、文摘、全文、全文和图像、PDF 文件及全文链接等。检索结果按与检索词的相关度自动排序，同时还提供按文献类型集中检索结果的链接，用户可根据需要选择"All sources""Newspapers""Scholarly journals""Reference/reports""Magazines""Dissertations""Trade publications"显示各类型文献的检索结果列表。

（二）检索结果的管理

1.检索结果的标记

在检索结果文献列表中，每篇文献的序号左侧有一个复选框，用户可以标记所需文献，也可以用"Mark All"标记所有文献。

2.单列有全文的文献

单击"Show only full text"可将检索结果中能提供全文的文献单独列出。

3.检索结果的排序

利用"Sort results by"可选择将检索结果按出版时间或与检索词的相关度进行排序。

4.每页显示文献数目的设置

利用"Results per page"可以调整在每页显示检索结果的文献篇数。

5.二次检索

如果检索结果太多，可以增加其他检索词进行限定，也可以选择其他数据库或限制条件进行限定。

（三）检索结果的输出

检索结果的输出有存盘、打印、电子邮件发送三种方式。

第九节　Elsevier SDOL 全文电子期刊数据库

一、数据库概述

Elsevier 是一家设在荷兰的历史悠久的跨国科学出版公司，该公司出版的期刊是世界公认的高品位学术期刊，且大多数为核心期刊，被世界上许多著名的二次文献数据库所收录[①]。Elsevier SDOL 是该公司推出的全文数据库，提供 1995 年以来的 1587 种期刊的全文数据库服务，内容覆盖了自然科学（化学、化学工程、计算机科学、地球和行星学、能源和动力、工程和技术、材料科学、数学、物理学和天文学），社会科学（社会学、商业管理和财会、决策科学、经济学、计量经济学和金融、心理学、人文学），生命科学（农业和生物科学、生物化学、遗传学和分子生物学、环境科学、神经系统科学、免疫学和微生物学），医学（药理学、毒理学和制药学、医学与口腔学、护理与卫生保健、兽医学）4 大类 24 个分支学科。

ScienceDirect Online（SDOL）检索系统的特点：收录期刊种类多，学科覆盖范围广；期刊质量高，其中有 1375 种期刊被 SCI 收录，522 种期刊被 EI 收录；实时更新（用户可及时获取在编文章）；回溯时间长（目前国内大多订购了 1995 年以来的全文）；无并发用户数的限制；检索功能强大；为用户提供

---

① 张永梅.我校用户对 ScienceDirect Online 数据库的使用统计与分析 [J].图书馆建设，2008（9）：38.

个性化服务；提供数据库使用报告的工具；可以整合网络信息及其他数据库资源。

二、检索途径和方法

（一）快速检索

快速检索是通过将输入的检索词限定在文献题名、文摘、关键词、著者姓名、刊名及卷、期、页码等字段快速查找文章的方法。

（二）高级检索

高级检索共分为五部分：①资源范围的选择；②提供两个检索词输入框；③文献类型的选择；④主题范围的选择；⑤出版时间范围的选择。

（三）专家检索

在专家检索页面中提供检索式或检索指令输入框，可以输入用布尔逻辑运算符组配的检索式，也可以使用通配符进行截词检索，还可以使用邻近检索控制词与词间的位置关系等检索技术。在 ScienceDirect 平台上可以使用的检索技术有：①布尔逻辑运算符检索；②字段限定检索；③截词检索；④用圆括号定义顺序检索；⑤用"w/n"和"PRE/n"进行邻近检索，也提供资源范围、资源类型及出版时间范围的选择。

（四）期刊浏览

在数据库主页或单击功能链接栏的"Browse"均可使用期刊浏览功能。系统提供两种期刊浏览方式，即按刊名字顺"Browse Journals/Books Alphabetically"浏览和按学科主题分类"Browse Journals/Books by Subject"浏览。通过这两种方式均可找到所需期刊，按期刊链接获取数据库收录该刊卷期列表，通过相应卷期链接打开当期目次，从而找到所需文献的记录，获取原文。

（五）个性化服务功能

个性化服务功能：①最热门文献推荐；②站内外快速链接；③收藏喜欢的期刊；④保存重要的检索式；⑤设置邮件提示功能；⑥历史追踪。

三、检索结果的处理

（一）检索结果的显示

检索结果的显示页面在执行检索后出现，题录的显示可以选择文献列表和文摘列表两种格式。文献列表是默认的显示形式，包括命中文献篇数、检索策略及检索结果列表，包括篇名、文献类型、文献出处、著者等，每条记录下还有"SummaryPlus""Full Text--Links"及"PDF"三种浏览格式的链接。全文有"Full Text+Links"和"PDF"两种显示格式，前者有多种相关链接，便于直接阅读，后者则方便存盘与打印。

（二）检索结果的管理

1. 检索式管理

数据库有编辑、保存检索式，设置检索提示等功能。

2. 检索结果标记

在检索结果文献列表中，每篇文献的序号后有一个复选框，用户可以选择标记所需文献。

3. 二次检索功能利用

若检索结果太多，可以增加其他检索词进行限定，完成二次检索，缩小检索范围。

4. 检索结果排序

利用"Sort by"可选择将检索结果按出版时间或与检索词的相关度进行排序。

5. 文献被引用情况

此项功能在文摘显示页面中出现，通过它可了解该文献被哪些文献所引用，还可以通过"Save as Citation Alert"设置文献被引情况通报。

（三）检索记录的输出

检索记录的输出有存盘与电子邮件发送两种方式。

第十节　国道特色专题数据库

一、数据库概述

特色专题信息资源就是人们以专题或学科为核心概念面向特定受众而构建起来的信息资源。SpecialSciDBS国道特色专题数据库是国内提供网络科技文献服务的原创型数据平台。目前，该平台拥有全文数据800万篇以上，并以每年更新70万篇的速度增长；可供利用的外文文献涵盖了自然科学、农业科学、医药科学、工程与技术科学、人文与社会科学等学科；专题涉及教育、食品、信息电子、化工冶金、土木建筑、农业、机械、医药卫生、经济管理、金融财会、法律、标准等40多个专题领域。数据类型为各种网络学术资源，涉及论文、报告、会议记录、议题议案、白皮书、专栏专题、评述报道、法规标准、新产品资讯、电子图书、课件等十余种，文件格式统一采用 PDF 格式，便于传阅。

二、检索途径和方法

（一）检索途径和方法

SpecialSciDBS 包括快速检索（即初级检索）、高级检索、分类导航、专业检索、二次检索、学术导航、机构导航、奖项导航八种检索方式。下面重点介绍前五种检索方式。

1.初级检索

初级检索是默认在"全文"字段，对所需专题库"勾选"的检索方式。初级检索对一次输入两个检索词支持 AND/OR 逻辑关系，引号（""）内为词组短语；半角空格分隔默认是"与"（AND）的逻辑关系。初级检索的特点是查全率高。

初级检索具有初步筛查，了解选定库中有多少自己关心的内容等功能。

2.高级检索

高级检索是支持同时对多字段，按照布尔逻辑关系，区分单词及词组，并可设定年限与文献类型，勾选所需专题库的检索方式。高级检索可检字段有标题、著者、机构、主题词、描述、集合名、系列号、全文、年份、文献类型。高级检索的特点是查准率高。

高级检索具有在初步筛查的基础上，找到自己真正关心的内容等功能，高级检索的界面可以通过首页"高级检索"链接进入。检索输入框可以自定义为 1 个至 6 个。例如，在高级检索的标题字段查哮喘治疗方面的文献。选择临床医学和药学两个专题数据库，分别在第一行和第二行输入"asthma"（哮喘）和"治疗"（therapy），使用"并且"（即 AND）的逻辑组配，并选择标题字段，即可查到在选择的两个专题数据库中题名中同时含有"asthma"和"therapy"的文献 165 篇。

3.分类导航

分类导航本质上就是按数据库著录时的分类编码进行一次分类检索，也称为聚类检索。

具体方法：在首页单击"分类导航"链接，进入分类导航页面；单击选定的专题库，进入该库的分类页面；再单击具体分类名称，即进入聚类检索状态，检索结果列表即为聚类结果。

4.专业检索

专业检索是通过构造（书写）检索表达式，同时对多字段，按照布尔逻辑关系，区分单词及词组的检索方式。专业检索字段的简称包括：ti——标题、au——著者、og——机构、su——主题词、ds——描述、sn——集合名、no——系列号、ft——全文、yr——年份、dt——文献类型。专业检索的特点是一次检索请求的查准率高，但输入较烦琐。与高级检索相比，专业检索功能略多。专业检索的界面要通过首页的"专业检索"链接进入。

5.二次检索

二次检索就是在检索结果中或在分类导航浏览列表中进行的再次检索。不论是初级检索、高级检索、专业检索，还是二次检索本身，均可进行再次检索。二次检索时可以对标题等八个字段进行单选；支持包含与不包含两种逻辑关系；默认为"包含"关系。二次检索的特点是能使检索结果由多到少，由全到准。二次检索界面可以自动（勾选）浮现在各种检索结果列表页面的右侧，方便用户随时使用。

（二）检索策略及技巧

（1）用快速检索（即全文字段），测试有无自己关心的内容，有多少。若无，则更换检索词；若有且多，则可以进一步检索。

（2）在高级检索中，按字段内容从多到少的顺序选择字段，聚焦文献。其顺序是：全文→描述→标题→主题词→集合名。

（3）检索词选择，越细越好，越专业越好。一般是先输入较大的概念或学科，然后逐步到较小的概念范畴。专业英文词汇可以通过对感兴趣的专题库进行分类浏览、学习获得。

（4）不论何种检索方式，均以查准为目的。检索结果数缩减至几条、几十条甚至一百多条是可以接受的阅读范围。（技巧：反复使用二次检索。）

（5）想查全，优先用全文字段，选用快速检索方式即可；想查准，优先选非全文字段，如标题、描述、主题词等字段，选用高级检索或专业检索方式均可。因此，查找一篇特定文献的全文，可以选用高级检索方式，输入文章著者名称、发表年份、标题中关键字等，即可知有无。

（6）专业英文词汇可以通过对感兴趣的专题库进行分类导航浏览获得。

（7）当找不到检索结果时，只要修改检索条件，重置检索词，反复尝试即可。

三、检索结果显示与处理

（一）结果显示

不论以何种方式进行检索，检索完成后，均在检索结果显示区以列表形式显示。显示信息有题名、摘要、专题库名称（即库别），以及"详细信息"和"全文链接"两个链接按钮，点击"详细信息"和"全文链接"按钮进入相应的结果显示界面。

（二）全文下载

打开需要下载文章的"全文链接"，单击页面左上角"文件"按钮，而后选择文件下拉列表中的"另存为"，出现对话框之后，选择保存地址，单击"保存"按钮，保存所需文章全文。

第五章　引文检索与数据库应用

第一节　引文检索概述

一、基本概念

（一）引用文献

引用文献是指文献后附有参考文献的文献，其著者称为引用著者。

（二）被引用文献

被引用文献指列于文献末尾的参考文献。被引用文献的作者称为被引作者。

（三）引文

引文通常指被引用的文献，即学术论著中引用的参考文献，是撰写或编辑论著而引用的相关文献资料，是学术论著的重要组成部分，通常以脚注或尾注的形式出现。

（四）来源文献

来源文献指引文索引或引文数据库收录的文献，对应引用文献。引文数据库中的文献引用与被引用信息都是从来源文献中获得的。

（五）引文检索

引文检索通常指参考文献检索，通过检索被引著者姓名、刊名、论文题名，可以获得著者被引、刊物被引、论文被引等数据。

（六）引文索引

引文索引是按文献之间引证关系建立起来的索引，是提供引文检索的工具，如著名的《科学引文索引》（SCI）。

（七）引文数据库

引文数据库指含有引文检索的数据库。引文数据库除了提供引文检索外，还提供篇名、作者、来源出版物等常规检索途径。

（八）自引和他引

自引分作者自引和期刊自引两种。作者自引指作者引用自己发表的文献；期刊自引指同一期刊上文献的互相引用。非同一作者之间和非同一期刊之间的引用称为他引。在考察科研人员学术水平时，作者自引通常不计。

二、引文检索的作用

文献的相互引证直接反映学术研究之间的交流与联系。通过引文检索可以查找相关研究早期、当时和最近的学术文献，进而有效地揭示过去、现在和将来的科学研究之间的内在联系。其作用主要有以下几个方面。

（一）检索同一主题相关的新文献

由于被引文献和引用文献在内容上或多或少有关联，因此通过一位知名学者，或一篇较有质量的文献进行引文检索，常常可以获得一系列主题相关、内容上有所继承和发展的新文献，当然也可能检索到个别持商榷反对意见的文献。

（二）用于评估学术论文的影响力

某篇特定文献一经发表，其后的参考文献数是永远不变的，但被引用次数可能会从零逐渐变多，尤其是有质量的原创文献。论文被其他文献引用，尤其是正面引用，是其学术观点和研究成果被人参考借鉴的例证。被引用频次越高，表示论文的影响力越大。

（三）用于评估研究人员的学术水平

文献质量与文献被引次数成正比已被广泛认同。在晋升职称和引进人才之前，目前常见的做法是请具有检索资质的图书馆出具查收查引报告，用文献被权威数据库收录和被他人引用频次作为被考查者学术水平高低的依据之一。

（四）用于评估机构或国家的科研实力

文献被引频次主要取决于文献发表量和文献本身的学术质量。对一个科研机构乃至一个国家，文献被引频次在一定程度上能反映该机构、该国家科研的总体实力。这类评估可通过专门的课题研究来完成，也可通过引文数据库的副产品 ISI Essential Science Indicator（ISI 基本科学指标）等来查询某一机构或某一国家论文被引次数的排名情况。

（五）用于评价学术期刊的质量

学术期刊质量的评价因素很多。目前国际上统一采用的计量指标是期刊的影响因子，以及即年指数和被引总频次等，这些数值数据都是从引文数据库中统计得出的。了解学术期刊质量的用途有：图书馆可用有限的资金选购相对重要的期刊，读者可用有限的时间关注本学科的核心期刊，作者可据期刊学术档次和本人撰稿质量来决定投稿方向。

（六）为学科发展研究提供计量数据

在观察学科之间的渗透交叉、测定学科文献老化速度、研究文献引证规律、进行文献计量研究等方面，引文数据库及其副产品"期刊引用报告"等是不可缺少的工具。

引文检索在评价科研人员学术水平和期刊学术质量方面所起的作用毋庸置疑，但也存在局限性。例如有争议的论文易被引用等，使文献的被引频次虚高；SCI 收录期刊大多数质量较高，但也有影响因子小于 0.01 的；有一定学术质量，但未被 SCI 收录的期刊，尤其是非英语期刊，在引文检索中易受冷落；部分期刊过度自引影响了本刊影响因子的真实性。因此，引文检索和引文数据可作为科研绩效评价的依据，但不能作为唯一的依据，这已成为学术界和科研管理部门的共识。

三、引文分析法

引文分析法：就是利用各种数学和统计学的方法以及比较、归纳、抽象、概括等逻辑方法，对科学期刊、论文、著者等分析对象的引用和被引用现象进行分析，以揭示其数量特征和内在规律的一种文献计量研究方法。总被引频次和影响因子是 2 种常用的评价指标。

（一）总被引频次

总被引频次是指某期刊创刊以来所登载的全部论文在统计当年被引用的总次数。这是一个客观实际的评价指标，显示该期刊论文被使用和受重视的程度，以及在科学交流中的作用和地位。就某篇论文而言，被引用的次数越多，说明该论文受人关注的程度越高，它对本学科及其相关领域的影响也就越大，其学术影响力越大，在一定程度上体现了论文的学术质量和学术价值。

（二）影响因子

影响因子是 E. 加菲尔德于 1972 年提出的，现已成为国际上通行的期刊评价指标，即某期刊前 2 年发表的论文在统计当年的被引用总次数除以该期刊在前 2 年内发表的论文总数。该指标是相对统计值，可克服期刊由于载文量不同所带来的相差。一般来说，期刊的影响因子越大，其学术影响力也越大。

计算公式如下：

$$影响因子 = \frac{该刊前2年发表论文在统计当年被引用的总次数}{该刊前2年发表论文总数}$$

四、我国引文检索技术的发展

我国引文检索技术的发展经历了以下 3 个阶段。

（一）依附在期刊论文库中的引文检索

这是我国引文检索技术发展的初级阶段，主要特点是没有独立的引文数据库，引文检索只是通过在期刊论文库中设置"引文"或"参考文献"检索字段得以进行，如 CNKI《中国期刊全文数据库》中的"参考文献"字段。

在期刊论文库中选择参考文献为检索途径，输入一个检索词（可以是姓名或其他有意义的词），那么该检索词出现在作为结果的每一篇论文最后参考文献中的作者姓名、文章篇名或出版物名称部分。这种方法最突出的缺点就是不能区分同名同姓的作者，而且将作者姓名、文章篇名和出版物名称三部分混为一个整体。

（二）独立的引文数据库

本阶段引文检索技术的主要特点是建立了独立的引文数据库，并将参考文献中的作者姓名、文章篇名和出版物名称设置为 3 个独立的检索字段，提高了检索结果的准确率。本阶段技术的典型代表为重庆维普公司的《中文科技期刊数据库（引文版）》。

虽然，与初级阶段相比，独立的引文数据库有了较大的进步，但由于这类数据库可提供的检索字段仅限于被引文献的作者姓名、文章篇名和出版物名称，所以检索者无法进行对被引文献其他字段信息的检索，并且仍不能区分同名同姓的作者。

（三）与期刊论文库相连的引文数据库

目前，网络中有很多知识服务平台，它们实现了在同一平台中不同数据库间的跨库检索。利用这种技术开发的引文数据库可以实时地与同平台的期刊库链接，以获取关于被引文献的全部信息，彻底改变了前述两个阶段的引文检索局限于参考文献著录内容的局面。这类引文数据库可提供的检索字段和期刊论文库一样丰富。本阶段技术的典型代表为中国知网 CNKI 的《中国引文数据库》。

当前，世界上最著名的引文检索工具是美国的《科学引文索引》及其扩展版，我国国家科技图书文献中心的《国际科学引文数据库》也为查询外文引文信息提供了方便。用于查找中文文献被引用情况的主要工具是 CNKI 的《中国引文数据库》和《维普期刊资源整合服务平台》（文献引证追踪），因 2 个数据库收录的期刊不尽相同，故它们提供的被引情况统计可形成互补。

第二节 国外引文数据库应用

一、SCI 及其检索

（一）数据库概述

1.数据库简介

SCI 是美国《科学引文索引》的英文简称，其全称为 Science Citation Index，是由美国科学情报研究所（简称 ISI）1961 年创立并出版的一部世界著名的期刊文献检索工具。SCI 被列为国际三大著名检索系统之首，它全面涵盖了世界最重要、最有影响的研究成果，所收录的科技期刊集中了各学科高质量优秀论文的精粹。SCI 的研究成果代表着世界基础科学研究的最高水平。目前它已成为我国评价科学研究实力、学术发展水平、学科专业建设、博士学位点申报、专业技术职称评定、重点实验室评估等工作的重要标准之一 [①]。

SCI 从来源期刊质量划分为 SCI 和 SCI-E。SCI 指来源刊为 SCI 印刷版和SCI 光盘版（简称 SCI CDE）的核心期刊，涵盖了全世界范围内各学科领域内的最优秀的科技期刊。SCI-E（SCI Expanded）是 SCI 的扩展版，收录了超过8533 种来源期刊（1900 年至今），可通过国际联机或因特网进行检索。SCI 的功能主要体现在两个方面，即文献检索、引文分析与评价。

2.主要特点

（1）收编文献的要求相当严格：SCI 收编文献的学科内容比较广泛，但主要侧重基础科学，如物理、化学、生物、环境、医学、农学和生命科学等领域，很少收编工程技术领域方面的文献。SCI 收编的文献来源于 150 多个学科领域，40 多个国家（主要有美国、英国、法国、荷兰、德国、俄罗斯、日本、加拿大和中国等），有 3500 多种核心期刊。

SCI 收编文献的选择要求相当严格，在选择过程中对文献的出版时间，编辑规范，论文要求，审稿标准，内容设置，引证分析和国际化程度等均做出统一明确的规定。更重要的是为确保选择高质量的文献，它运用了引文数据分析和同行评估相结合的方法，把文献的学术价值放在首位。

---

① 苏洁，樊丽娜，王希民 .SCI 的主要特点和科研作用及其检索方法 [J]. 化学世界，2014，55（1）：61.

（2）揭示科学之间的引证关系：SCI 的引文检索方法在浩如烟海的文献体系中是独一无二的。它不仅可以从文献引证的角度去评估文章的学术价值，而且还能迅速方便地组建研究课题的参考文献网络。SCI 与其他文献检索工具的主要不同之处，是在于它把人们所发表的论文后面列出的参考文献，按照科学方法编排成具有逻辑关系的索引工具。这种工具的职能是回答某某作者发表的某篇论文曾在哪一年被哪些人的哪些文章所引证，这些文章见之于何种期刊、何年、问卷、何期，客观、准确的记录了原始文献的出处。所以，一个作者无论在过去什么时候发表的文章，只要被他人在现期刊物中发表的一篇文章中引用了，这位作者的名字就会出现在引证索引中，该作者的文章被现期刊物发表的文章引用数次，在引文索引中就表现为数个引证款目。因此，利用引文索引只要通过一个作者的名字，就有可能找到与这一主题密切相关的许多文献。SCI 的这种引证方法，有利于揭示科学之间的引证关系。

（3）评价科研成果的重要标准：科研成果的评价问题，历来是科学研究工作的重要组成部分。任何一项研究成果只有通过正确的评价，最终才能得到合理的、有效的利用。SCI 正是当今国际公认的进行科研成果评价的标准和依据。

3. 科研作用

SCI 是人们获取世界范围内科技信息的最具权威和最具影响的文献检索工具，又是人们用来评价科学研究成果的标准和依据。特别是 SCI 的引文索引，它从文献的引证关系上揭示了科学文献之间的内在联系。但值得提醒用户注意的是，SCI 还不仅限于以上这些功能，它在科学研究实践中还具有特别重要的指导作用。具体表现为以下方面：①掌握某一专业领域研究课题的发生、发展和变化过程；②查询某一学科重要理论或概念的产生和历史由来及出处；③跟踪当前人们进行课题研究的热点和动向问题；④掌握自己及同行研究工作的进展情况和有关问题；⑤验证某一学科理论是否仍然有效，而且已经得到证明或已被修正；⑥考证某一学科基础理论研究成果如何转化到应用领域；⑦评估、鉴定某一研究工作在国际学术界产生的影响力；⑧发现某一科学研究工作在国际的突破点和创新点；⑨了解某一研究课题的综述论著的原始资料来自何处。

（二）检索途径和方法

SCI-E 是全球权威的引文数据库，收录了来自 80 多个国家和地区，世界权威的、高影响力的学术期刊，内容涵盖自然科学、生物、医学、农业、工程技术等学科领域。SCI-E 网络版通过 Web of Science 提供服务。SCI-E 数据库有一般检索、按作者姓名检索、被引参考文献检索、化学结构检索、高级检索和按检索历史检索等六种检索途径。现在 SCI-E 还可对 Researcher ID 进行检索。

1. 一般检索

进入 Web of knowledge 平台后，选择 Web of Science，进入一般检索界面。该检索界面默认可输入三个检索字段，单击"添加另一字段"可以添加 N 个字段。匹配方式有逻辑与、逻辑和、逻辑或，可以在主题、标题、作者等 11 个检索范围进行选择。每选择一种检索范围，系统就会自动显示输入框应该输入内容的示例，如选择主题进行检索，系统显示"示例：oil spill* mediterranean"，如果选择检索范围是作者，系统则显示"示例：O'Brian C * OR OBrian C *"，为了使用户提高查准率和查全率，系统还提醒用户可以使用"作者甄别"检索方式——"您是否需要根据作者来查找论文？请使用作者检索工具"，为了更快地查到所需文献，可以对收录的文献进行时间限定。而且，数据库系统还特别提醒用户，本数据库"只能进行英文检索"。可以说本检索方式是非常人性化的"傻瓜式"检索方式。

一般检索注意事项如下。①通过主题途径检索文献。可选用逻辑运算符（AND、OR、NOT）、邻近算符（SAME、SENT），截词符和通配符（? 、*、? *）等进行检索。使用位置算符（SAME 或 SENT）比 AND 更准确。②可用 SAME 连接机构与地点或机构与系部。如 xiamen univ same math（大小写不论）；地理位置检索时可用国家、省或邮政编码，可采用逻辑运算符，如 Xiamen Univ、Xiamen 361005、Peoples R China。

2. 接作者姓名检索

作者的姓名以"姓全称 + 空格 + 名首字母缩写"的格式输入，如 Arthur B Smith，按"Smith AB"输入。如果对作者的名字不确定，可将截词符"*"放在作者名首字母缩写的后边进行检索，如输入"Smith"，可将所有以 Smith 为姓的作者的文章都检索出来；输入 SmithA*，可将所有以 Smith 为姓、名首字母为 A 的作者的文章检索出来。

也许是考虑到中国人不了解用英文表达时该把姓氏放在前还是名在前的缘故，系统明确地告诉用户，第一格填写作者的姓，第二格填写作者的名，名字的第一个字母大写，如果名有两个到三个字的话，只能用每个字的首个字母，而且第二格所填字母不能超过四个。比如，查找李小明被 SCI-E 收录的文章，请直接在第一个输入框输入"L"，在第二个输入框输入"XM"，可以选择"仅限精确匹配"，然后单击"完成检索"按钮，得出检索结果。

按作者姓名检索的优点是查全率极高，不足之处在于无法进行条件限定，所以查准率低。

3.被引参考文献检索

被引参考文献检索即查找引用个人著作的论文。提供被引作者、被引著作、被引年份三个检索字段进行检索。检索步骤如下：第一步，输入有关"被引著作"的信息。系统规定各字段用布尔逻辑运算符 AND 相组配。而且如果输入与其他字段相组配的卷、期或页，可能会降低检索到的被引参考文献不同形式的数量，但是查准率会提高。如查找 Li Zhili 2008 年以来的文章被引用情况。在检索框输入"Li. zhili"（不分大小写），时间限定为 2008 年至今。然后单击"检索"按钮。第二步，查看"查看记录"，确定该文章是否为所查找的作者，确定后，选择被引参考文献并单击"完成检索"按钮，即能得到该作者的被引信息。第三步，将检索结果进行处理，一般有显示、打印、下载和 E-mail 发送等形式。

注意事项如下。①数据的年代指文献信息进入 ISI 数据库的时间，不是文献出版的时间。②地址检索项中常采用一些缩写词，ISI 规定，不允许单独用这些缩写词检索。例如：在地址字段中输入 UNIV 一个词检索是无效的，输入 xiamen univ（不分大小写）有效。③最多显示结果数受系统设置的限定，一般为 500 条，所以当满足检索要求的结果数目太多，可能无法看到全部结果。

（三）检索结果现实与处理

实施检索后，首先分页显示检索结果的简单记录，记录包括文献的前三位著者、文献题目、刊名、卷期页码和出版时间。点击文献标题，可以看到该条结果的全记录。

在将检索结果进行输出之前，需要将欲输出记录进行标记，点击记录前面的方框"add marked list"按钮，提交标记的记录。

然后查看引用文献（References），在全记录显示窗口，Cited References 后面的数字为这篇文献所引用文献的数目。点击 Cited References 列出全部被用的文献。

查看被引用次数（Times Cited），在全记录显示窗口，Times Cited 后面的数字为这篇文献被用其他文献引的次数。点击 Times Cited，显示数据库中所有引用这篇文献的文献记录（Citing Articles）。

检索结果可在显示标记结果的窗口输出。输出的格式可以选择，缺省格式为简单记录，用户可以选择增加引用参考文献、地址、文摘等字段。输出多记录时可以按时间、第一作者、原始出版或被引用次数排序。输出方式可选择

Format for Print，以简单记录格式在 WEB 浏览器中显示检索结果，借助浏览器的打印功能打印。

二、EI 及其检索

（一）数据库概述

美国《工程索引》（EI）由美国工程信息公司 1884 年创刊，是世界知名的工程技术类综合型检索刊物，是覆盖所有工程领域的、全世界技术文献的文摘类出版物，可以用来检索全世界的工程．技术发展情况。EI 收录范围涉及生物工程、土木、地质、环境、矿业、石油、冶金、机械、燃料工程、核能、汽车、宇航工程、电气、电子、控制工程、化工、食品、农业、工业管理、数学、物理和仪表等。EI 报道的文献多是应用价值较大的工程技术论文，对基础理论或专利文献则不报道。EI 是全世界最早的工程技术类综合性检索刊物。

现在 EI Compendex 提供三种版本：①《工程索引》（EI）印刷版，它是由美国工程信息公司于 1884 年创刊的；②《EI》CD-ROM 光盘版，于 1984 年推出，每年收录的文献内容压缩在一张光盘上；③《EI》网络版 EI Compendex Web，同时开始研究基于 Internet 环境下的集成信息服务模式，数据库收录 2600 种工程期刊、会议录及报告，数据每月更新。

EI Village 2（以下简称 EI）为 EI Village 第二代产品，它的核心数据库 EI Compendex Web 是世界著名的检索工具，目前已成为评价一个国家、一个科研机构、一所高等学校、一本期刊乃至一个研究人员学术水平的一项重要指标。它对查找工作的要求相对较高，要有很高的查全率和查准率，不能漏检和错检。

EI 在文献收录的过程中对作者姓名和机构名称没有专门的加工和规范，数据存在一些问题，这给用户的检索带来不便，有可能出现漏检现象。下面针对用户使用 EI 检索文献的常用途径，分析不同检索途径的主要特点和使用难点，给出查找收录文献时相应的检索技巧以及 EI 中两种数据类型的鉴别方法。

（二）检索途径和方法

EI Village 2 主要有以下三种检索方式，分别是快速检索、专家检索和叙词检索。

1.快速检索

快速检索是最常用的检索方式，也是系统默认的检索方式。快速检索有三个检索框，可以用 AND、OR 和 NOT 对两个不同检索框中的检索式进行逻辑运算。在检索框中输入检索词，单击"`Search"按钮就可以进行相应的检索，用户若要清除前面的检索结果，可以单击"Reset"按钮。

①检索限定：可进行文件类型限定、处理类型限定、语种限定、时间限定。使用此方法，使用户的检索结果更为精确。

②检索结果排序：快速检索的检索结果可以选择两种排序方式，分别是按 EI 出版时间或者相关度排序，系统默认按相关度排序。

③字段限定：快速检索提供 16 种检索字段，可以选择某个检索字段作为检索入口，也可以在所有字段中检索。

2.专家检索

专家检索，只有一个检索框，要求用户输入检索表达式，检索词之间使用逻辑运算符连接，可以在全字段检索，也可以在某个字段内检索。检索框下面的"Search Codes"栏中有各字段的代码列表。高级检索提供更强大而灵活的功能，用户既可用单一字段进行检索，也可以通过逻辑运算符对多个字段进行组合检索。用户可以直接在检索框中对文件类型、处理类型、语种进行限定。

在专家检索模式下，系统不会自动进行词干检索，检索出的文献结果将严格与输入的检索词匹配。若要进行词干检索，需在检索词前加"$"符号。

3.叙词检索

选择"Thesaurus Search"标签即可进入叙词检索界面。从 1993 年起，工程信息公司彻底放弃了原标题词检索语言，采用新的叙词语言 EI thesaurus（EIT），代替 SHE 词表和 EI 其他索引出版物的标引工具。EIT 全部主题词仍按字顺排列，检索时不再受主副标题词固定组配的羁绊，大大增加了寻找主题词的自由度。

4.检索小技巧

（1）分步检索：简化检索式，对基本概念进行限制，从简单到复杂，分步进行，逐渐缩小检索范围，直到检索出满意的结果。这样一旦出现问题，可以随时返回上一步重检，同时尽量避免使用概念宽泛的词，如"engineering"或"software"等，以免出现检索结果过多的情况。

（2）省略虚词：选择关键词字段作为检索入口时，尽量不使用 of、the、or、from 等词，一般情况下系统会自动忽略这些词，但也有可能检出意料之外的结果。

（3）增加同义词：如果所选词检不到文献，可以使用 EI 的同义词典功能，增加一些同义词，或者参考相关文献中的主题词重新检索。

（4）拼音检索中文刊名：检索中文期刊时，优先使用拼音进行检索。因中文刊名在 EI 数据库中的著录方式为：中文刊名拼音/英文刊名。例如，《清华大学学报》的刊名为：Qinghua Daxue Xuebao/Journal of Tsinghua University。

（三）检索结果处理

在检索结果页面，单击每条信息下面的"Detailed"可查看该文的详细信息，如果感觉有保留价值，可以单击右上角的"E-mail""Printer""Download"或"Save to Folder"进行发送、打印、下载或保存。

三、ISTP 及其检索

（一）数据库概述

《科技会议录索引》（简称 ISTP）是一种综合性的科技会议文献检索刊物，由美国费城科学信息研究所（简称 ISI）编辑出版，创刊年为 1978 年，它属于月刊，有年度累积索引。该会议索引收录生命科学、物理化学、农业生物和环境科学、工程技术、管理信息、教育发展、社科人文和应用科学等学科的会议文献，会议录的文字种类不仅仅限制于英文，还包括其他种类的文字。该检索工具覆盖的学科范围广，收录会议文献齐全，而且检索途径多，出版速度快，其声誉已经超过其他同类检索工具而成为检索正式出版的会议文献的主要的和权威的工具。

ISTP 具有以下优点：①可快速有效地查找某个会议的主要议题和内容。②根据 ISTP 提供的论文作者的详细地址，检索者可直接写信向作者索取文献资料。ISTP 的全部内容分为七个部分，即类目索引、会议录目录、著者/编者索引、会议主持者索引、会议地点索引、轮排主题索引和团体著者索引。其中，类目索引是正文的编排根据，会议录目录是正文，其他各种索引的编排仅仅是为了方便读者的查阅。

（二）检索途径和方法

1.全面检索

全面检索可提供较全面的检索功能，通过主题词、作者名、期刊名、会议或作者单位等途径检索，可限定检索结果的语种、文献类型、排序方式，可存储/运行检索策略。

进入数据库后，点击"Full Search"进入 Full Search 检索界面。检索前先进行选择。①选择数据库：科学技术会议录索引或社会科学及人文科学会议录索引，默认为两库都选。②选择年代范围：可以选择某年或最近几周上载的数据，默认为 All years（1998 年至今）。

点击"General Search"进入检索词输入界面后，根据需要在以下五个字段中输入检索词，检索词间可用逻辑算符（AND、OR、NOT、SAME）连接。TOPIC：主题词，在文献篇名、文摘及关键词字段检索，也可选择只在文献篇名中检索。AUTHOR：作者姓名，标准写法为姓氏全拼＋名的缩拼。如检索张小东就输入 zhang xd（不分大小写）。SOURCE TITLE：来源出版物全名。CONFERENCE：会议信息，包括会议名称、地点、日期、主办者等。ADDRESS：作者单位或地址。

注意事项如下。①截词符为＊，例如输入 automat＊可以检索到 automation、automatic 等词。②作者单位名称常常用缩写，例如 Univ Sci & Technol Beijing，如果不能确定缩写名称，可以用 Univ＊and Beijing and Tech＊等来检索。③逻辑算符 SAME 表示检索词出现在一句话中。

输入检索词后，单击"Search"按钮检索，单击"Clear"按钮清除输入框中所有内容。Full Search 方式还在输入框下方提供三组限定选项（用 Ctrl-Click 可以进行多项选择）：①文献语种选项——默认为所有语种"All Languages"。②文献类型选项——默认为所有文献类型"All document types"。③命中结果排序选项——可以根据收录日期、相关性、第一作者姓名字顺、来源出版物名称字顺、会议名称字顺排序。默认为"Latest Date"即根据文献的收录日期排序。

2.简单检索

与全面检索类似，首先选择数据库范围，然后选择需要查找的信息类型——主题、人物、地点，分别进入各自的检索界面。

Topic Search（主题检索）：在篇名、文摘及关键词字段通过主题检索文献，步骤如下。输入描述文献主题的检索词，用逻辑算符（AND、OR、NOT）连接；选择结果排序方式——Relevance（相关度）或 Reverse chronological order（年代倒序）；单击"Search"按钮，开始检索。

Person Search（人物检索）：对特定人物进行检索，步骤如下。输入要检索的人名，标准写法为姓氏全拼＋名的缩拼。如检索张小东就输入 zhang xd（不分大小写）；选择是检索该人物撰写的文献还是有关该人物的文献记录；单击"Search"按钮，开始检索。

Place Search（地址检索）：从著者所在机构或地理位置角度进行检索，步骤如下。直接输入著者所在机构（如大学或公司名称中的关键词）或地理位置（如国别或邮编）；单击"Search"按钮，开始检索。

第三节　国内引文数据库应用

一、中国科学引文数据库

（一）数据库概况

中国科学引文数据库（简称 CSCD）由中国科学院国家科学图书馆建设，是我国自行开发的第一个引文数据库。CSCD 创建于 1989 年，收录我国数学、物理、化学、天文学、地学、生物学、农林科学、医药卫生、工程技术、环境科学和管理科学等领域出版的中英文科技核心期刊和优秀期刊 1000 余种[①]。

中国科学引文数据库分为核心库和扩展库，数据库的来源期刊每两年评选一次。核心库的来源期刊经过严格评选，是各学科领域中具有权威性和代表性的核心期刊。扩展库的来源期刊也经过大范围遴选，入选者是我国各学科领域较优秀的期刊。年增长论文记录 20 余万条，引文记录近 250 余万条。CSCD 检索系统除具备一般的检索功能外，还提供新型的索引关系——引文索引，使用该功能，用户可迅速从数百万条引文中查询到某篇科技文献（专著、期刊论文、会议文献、专利、学位论文等）被引用的详细情况，还可以从一篇早期的重要文献或著者姓名入手，检索到一批近期发表的相关文献，对交叉学科和新学科的发展研究具有十分重要的参考价值。系统还提供了数据链接机制，支持用户获取全文。

CSCD 凭借其建库历史悠久、专业性强、数据准确规范、检索方便等特点，被誉为"中国的 SCI"，已经在我国科研院所、高等学校的课题查新、基金资助、项目评估、成果申报、人才选拔及文献计量与评价研究等多方面作为权威文献检索工具获得广泛应用。CSCD 主要包括：中国科学院院士推选人指定查询库；自然基金委国家杰出青年基金指定查询库；第四届中国青年科学家奖申报人指定查询库；自然基金委资助项目后期绩效评估指定查询库；自然基金委国家重点实验室评估查询库；众多高校及科研机构职称评审、成果申报、晋级考评指定查询库；教育部学科评估查询库；教育部长江

---

① 李伟.中国科学引文数据库（CSCD）特色功能解析 [J].科技情报开发与经济，2014，24（5）：121.

学者查询库；中科院百人计划查询库。该库自提供使用以来，深受用户好评。中国科学引文数据库是 ISI Web of Knowledge 平台上第一个非英文语种的数据库。检索 CSCD 可登录中国科学文献服务系统平台和 CSCD-ISI Web of knowledge 平台进行检索。

（二）引文检索的基本流程

1. 明确检索目的，检索相关信息

CSCD 引文检索界面提供了被引作者、被引第一作者、被引来源、被引机构、被引实验室、被引文献主编 6 个检索字段，因此，应明确检索目的，根据检索内容，搜集检索课题中与 6 个检索字段相关的信息。

（1）个人学术论文被引检索：一般应整理出：①作者姓名，英文姓名全拼。②作者单位，包括检索时间范围内作者服务过的所有单位。③已经发表的论文目录，包括中文篇名、英文篇名、期刊名称及卷期页、书名或专利号、发表时间；会议论文应包括会议名称、会议时间、会议地点，按照论文类型、语种分类，同时以论文发表时间排序。

（2）来源文献检索：一般应整理出：①出版物所有历史名称的全称，全称拼音或英文名称；②中英文出版物名称以及各种缩写形式。

（3）科研机构论文被引检索：机构所有作者学术论文被引情况的汇总。按"个人学术论文被引检索"课题提供相应的信息。

2. 分析检索内容，确定检索途径

（1）检索课题中包括学术论文收录要求：如果检索课题中包括学术论文收录的内容，可通过"来源文献检索"检索论文收录情况，包括某种刊、某个机构、某作者等的论文产出量。

（2）检索课题中只包括引文要求：①个人学术论文检索：一般选择引文检索的"被引作者"或者"被引第一作者"字段。英文文献作者姓名的键入一般为"姓、名的全拼"或"姓全拼""名首字母"的各种缩写方式。为了提高检索结果的查全率，CSCD 作者引文检索一般通过第一作者检索获取引文信息。②科学出版物检索：一般选择引文检索的"被引来源"字段。在该字段输入文献刊名、书名、会议录、专利号或其他一些名称的缩略式。③机构引文检索：选择引文检索的"被引机构"字段，在该字段输入要检索的机构名称的各种变化，可以使用逻辑算符"OR"和其他字段组合检索。

3. 分析检索结果，及时调整策略

CSCD 引文检索界面提供的 6 个检索字段之间均可进行逻辑算符进行组合检索，因而可根据检索结果返回情况，随时调整检索策略，通过几个字段相结合的途径，从多个入口进行引文的检索。并可限定论文被引年份和论文发表年份。

4.输出检索结果，出具检索报告

将选中的引文添加到结果列表中，选择"打印"或"下载"导出结果。整理检索结果，并根据读者要求将数据进行整理出具完整的检索报告。

（三）检索途径和方法

CSCD 的检索方法主要有简单检索和高级检索两种。简单检索分为引文检索和来源文献检索。

1.引文检索

引文检索中的字段选项有被引作者、被引第一作者、被引来源、被引机构、被引实验室、被引文献主编。最多能同时选择三个字段进行检索，用"与"或者"或"对检索词进行逻辑组配，可以限定论文被引和论文发表的时间范围。检索词添加双引号（""）表示精确检索，反之则是模糊检索。

检索技巧如下。①个人学术论文检索。一般选择引文检索的"被引作者"或者"被引第一作者"字段。英文文献作者姓名的键入一般为姓、名的全拼，或姓全拼、名首字母的缩写方式。为了提高检索结果的查全率，CSCD 作者引文检索一般通过第一作者检索获取引文信息。②科学出版物检索。一般选择引文检索的"被引来源"字段。在该字段输入文献刊名、书名、会议录、专利号或其他一些名称的缩略式。③机构引文检索。选择引文检索的"被引机构"字段，在该字段输入要检索的机构名称的各种变化，可以使用逻辑算符"OR"和其他字段组合检索。

2.来源文献检索

系统默认为来源文献检索，来源文献检索的字段包括作者、第一作者、题名、刊名、ISSN、文摘、机构、第一机构、关键词、基金名称、实验室。单击"+"可增加检索词输入框，用逻辑运算符"与"或者"或"对检索词进行组配，也可以用双引号（""）来区分是精确检索还是模糊检索，可对论文发表时间和学科范围进行限定。

3.高级检索

高级检索也提供来源文献检索和引文检索，系统默认为引文检索，高级检索界面的检索框中可供输入的内容由字段名称、检索词及布尔逻辑运算符构造的检索表达式组成，默认检索为模糊检索，如果在字段名称后加入一 EX，表示精确检索。高级检索可使用截词符号，% 代表多个字符，？代表一个字符。

二、中国引文数据库

（一）数据库概况

中国引文数据库（简称CCD）是中国知网中的一个子数据库，引文数据来源于中国学术期刊网络出版总库、中国博士学位论文全文数据库、中国优秀硕士学位论文全文数据库、中国重要会议论文全文数据库、中国重要报纸全文数据库、中国图书全文数据库、中国年鉴全文数据库等。数据可回溯到1979年，每天更新。引文检索所具备的引文索引关系可以迅速从数百万条引文中查询到某篇科技文献被引用的详细情况，还可以从一篇早期的重要文献或著者姓名入手，检索到一批近期发表的相关文献，对交叉学科和新学科的发展研究具有十分重要的参考价值。该数据库的主要优点是具有引文检索的中间步骤，可以方便地检索某篇文献被哪篇文献所引用。

中国引文数据库的检索项细分为12个选项，即被引题名、被引作者、被引第一作者、被引关键词、被引摘要、被引单位、被引刊名、被引年、被引期、被引基金、被引ISSN、被引统一刊号，可满足不同角度的引文检索要求。中国引文数据库收录范围广，揭示了期刊、学位论文、会议论文、图书、专利、标准、报纸、年鉴等各种类型文献之间的相互引证关系。

此外，中国引文数据库有多种有用的检索统计功能。①作者统计：包括发文量、各年被引量、下载量、H指数、期刊分布统计、作者被引排名、作者关键词排名，②机构统计：包括发文量、下载量、H指数。③期刊统计：包括引文统计、引用期刊排名、作者统计、基金论文统计、被引统计、发文量、下载量，H指数、其他经典指标（包括Price指数、影响因子、扩散因子、即年指标）。④专题统计：包括发文量、各年被引量、引用专题排名、被引专题排名、下载量。⑤基金统计：包括发文量、各年被引量、下载量。⑥出版社统计：包括发文量、各年被引量、下载量。

（二）检索途径和方法

中国引文数据库的检索方法提供快速检索和高级检索两种检索方式。

1.快速检索

快速检索为该数据库的默认检索页面，根据需要选择某一数据库（如期刊），检索提问框内可输入被引作者、被引刊名或书名、被引题名等，检索结果显示被引文献题录，可继续进行"二次检索"。点击被引文献篇名，得到被引文献的参考文献、相似文献、同行关注文献、相关作者文献、相关机构文献等信息。

2.高级检索

高级检索分为源文献检索和引文检索两种。

（1）引文检索的步骤：首先根据需要选择某一文献类型的引文（如期刊类型引文），然后选择检索项（有被引作者、被引题名、被引关键词等12个字段），选择资源范围、发布时间、被引时间等限制条件，用逻辑算符和增加限制字段进行逻辑组配检索。

（2）源文献检索的步骤：选择检索项（有主题、篇名、关键词等16个字段），输入关键词，选择发布时间等限制条件，用逻辑算符与增加限制字段进行组配检索。

三、其他中文数据库中的引文检索

（一）中国生物医学文献数据库中的引文检索

中国生物医学文献数据库（CBM）也提供引文检索。引文检索时检索入口中的字段选"参考文献"，输入的检索词是在被引文献作者、被引文献题名和被引刊名书名中检索。

（二）中国学术期刊网络出版总库中的引文检索

中国学术期刊网络出版总库的标准检索和专业检索都提供引文检索。在标准检索中，在"输入内容检索条件"下拉菜单中选"参考文献"字段，在检索提问框内输入被引作者，或被引文献题名词，或被引文献的刊名书名。

（三）中文科技期刊数据库中的引文检索

维普的中文科技期刊数据库的传统检索和高级检索也都提供引文检索，引文检索的检索词可以是被引作者、被引刊名和书名，或被引文献题名词，其检索方法与其他中文数据库中的引文检索大同小异。

第六章 特种医学信息检索与数据库应用

第一节 学位论文检索

一、学位论文概述

学位论文是为了获取不同级别学位的候选资格、专业资格或其他授奖而提出的研究成果或研究结论的书面报告。简言之，学位论文就是学生为了获取学位向学校或其他学术单位提交的学术研究论文，具有科学性、学术性、新颖性。论文内容系统，数据翔实，有新见解、新思路，对科研有较高的参考价值。作为一种特殊类型的文献，学位论文有自己的独特之处：①创新性强；②学科性强；③实用性强。它具有专业性、知识性和独创性。

学位论文是各学科领域研究和探讨的原始成果，能直接或间接地反映出各学科领域中学术研究较新的发展状况，对教学科研有一定的学术价值和参考价值。学位论文有 3 种：学士学位论文、硕士学位论文和博士学位论文，其中后两者的学术价值较高。博士、硕士学位论文是人们了解国内外科技发展动态的重要信息媒介，具有很好的参考与借鉴价值，因而日益受到国内外科技界的关注。了解学位论文的获取方法，对于广大科技工作者来说具有重要意义。

我国高校学位论文一般由学位授予单位保存。我国硕士学位论文在研究生完成论文答辩后，分别存放在国家图书馆及研究生所在学校的图书馆、研究生管理处、院系资料室。我国博士学位论文的收藏机构是国家图书馆和中国科技信息研究所。除此之外，博士研究生所在学校的图书馆、院系资料室、研究生管理处各存放一本。目前，在网上学位论文摘要及其全文主要通过 PQDD（美国 UMI 公司出版的欧美博士、硕士学位论文库）、中国学位论文全文数据库、中国高等学校学位论文检索信息系统数据库进行检索。

二、世界各国对学位论文的管理情况

欧洲多数国家把学位论文印刷数百份，作为国内或国际交换用。美国对学位论文比较重视，二次大战前就由图书馆界和大学共同进行一部分论文的复制、缩微、编制索引等活动。1938 年后，美国的大学缩微制品公司进行学位论文的复制、发行、辑录、文摘等业务。

另外，美国研究图书馆协会也从事此项业务。英国的学位论文由国家统一规定存储于国家外借图书馆，该馆提供原文的缩微胶片。加拿大的学位论文由国家图书馆统一管理。日本的学位论文分 2 种情况处理，国立大学的学位论文由国家图书馆收藏管理，私立大学的则由本校图书馆收藏管理。我国自 1979 年恢复学位制度以来，国务院学位委员会已指定国家图书馆、中国科技信息研究所和中国社会科学院负责分别收藏自然科学和社会科学博士学位论文及其摘要、自然科学博士和硕士学位论文及其摘要、社会科学博士和硕士学位论文及其摘要。

三、数据库应用及检索方法

学位论文是非正式出版物。一篇论文的数量有限，一般仅满足论文作者自己收藏和提交申请学位之用，故比较难以获取，所以必须了解多种检索方法，以便更好地开发利用极有学术价值的学位论文。

（一）CNKI 的学位论文全文数据库

CNKI 的学位论文全文数据库包括《中国博士学位论文全文数据库》和《中国优秀硕士学位论文全文数据库》。《中国博士学位论文全文数据库》收录了 1999 年以来全国 423 家博士培养单位的博士学位论文，是目前国内相关资源最完备、高质量、连续动态更新的中国博士学位论文全文数据库。《中国优秀硕士学位论文全文数据库》收录了 1999 年以来全国 664 家硕士培养单位的硕士学位论文。

学位论文数据库的检索字段，包括主题、题名、关键词、摘要、作者、学位授予单位、导师、学科专业名称、目录、参考文献、全文、中图分类号等。一些字段使用时需注意以下内容。①主题：本数据库检索字段中的"主题"不等于检索语言中所谓的"主题词"，它其实是个复合检索途径，是题名、关键词和摘要 3 个字段的总称。选择"主题"字段，意味着在论文的题名、关键词和摘要 3 个字段进行检索，而且 3 个字段是"或者"关系，即不要求 3 个字段同时包含检索词，至少有 1 个字段包含检索词即可。②学科：专业名称当检索者需要了解国内其他单位培养的与自己所学专业相同的作者撰写的毕业论文时，可选择"学科专业名称"作为检索途径。需要注意的是，由于各高校和科研单位在确定专业名称时不尽相同，故需要先到相关单位的网站中获取准确的专业名称，以免造成漏检，影响检索效果。

检索结果默认按列表格式显示。显示内容包括论文中文题名、作者姓名、学位授予单位、来源数据库（博士学位论文库和硕士学位论文库）、学位授予年度、被引频次和下载频次等。点击某一论文题名，即可获取该篇论文的详细信息，包括中文题名、作者、导师、作者基本信息、关键词、中文摘要、分类号、网络出版投稿人、引文网络、参考文献、相似文献、同行关注文献、相同导师文献等。在中文题名下方，提供了在线阅读、整本下载、分章下载和分页下载等功能，实现对论文全文进行阅读和下载的不同操作；查看全文，需下载安装 CAJ Viewer 阅读器。对于学位论文全文，界面左侧为论文目录，右侧显示论文具体内容。

（二）中国优秀博、硕士学位论文全文数据库

中国优秀博、硕士学位论文全文数据库简称 CDMD，由中国学术期刊（光盘版）电子杂志社、清华同方光盘股份有限公司出版发行，是 CNKI 的系列产品之一，其结构与中国期刊全文数据库基本一致，收录的学位论文来源于我国高等学校、科研院所、研究部门所属的博、硕士培养点，每年收录优秀博、硕士学位论文 20000 篇，包括 122 个专题数据库，学科范围覆盖理工 A（数理科学）、理工 B（化学）、理工 C（工业技术）、农业、医药卫生、文史哲、经济政治与法律、教育与社会科学、电子技术与信息科学等各个领域，是目前我国国内资源最完备且收录质量最高的博、硕士学位论文全文数据库。2003 年后半年开始向前回溯。

（三）中国学位论文全文数据库

该库隶属于万方数据，始建于 1985 年，收录了我国自然科学和社会科学各领域的硕士、博士及博士后研究生论文。从侧面展示了中国研究生教育的庞大阵容以及中国科学研究的整体水平和巨大的发展潜力。论文资源来源于国家法定学位论文收藏机构——中国科技信息研究所。登录万方数据知识服务平台的主页，点击检索框上方的"学位"标签，进入学位论文检索界面。检索方法参见相关章节内容的介绍。

（四）中国高等教育文献保障系统

中国高等教育文献保障系统（CALIS）是经国务院批准的我国高等教育"211 工程"总体规划中的两个公共服务体系之一。作为国家经费支持的中国

高校图书馆联盟，主要通过信息、资源共建、共知和共享，为中国的高等教育服务。

（五）国家科技图书文献中心数据库

国家科技图书文献中心数据库（NSTL）由中国科学院图书馆、中国科学技术信息研究所等单位组建，是一个虚拟式的科技信息资源机构。该数据库收藏中外文期刊、图书、会议文献、科技报告、中外文学位论文等各种类型、各种载体的科技文献信息资源，其主要任务是面向全国提供馆藏文献的阅览、复印、查询和检索，提供网络文献和各项电子信息服务。

目前 NSTL、中文学位论文数据库主要收录了 1984 年以来我国高等院校、研究生院及研究所发布的硕士、博士和博士后的论文。它所收录内容涉及自然科学各专业领域，并兼顾社会科学和人文科学领域，每年增加论文 6 万篇，数据每季更新。

（六）ProQuest Dissertations and Theses（PQDT）

1938 年，当时的 UMI 公司（现已更名为 ProQuest）开始收集博士论文，并对如何访问这些重要的学术资源进行了创造性的改革，由此诞生了截至目前世界上最大的国际性博硕士论文资料库。该公司是美国的国家图书馆（国会图书馆）指定的收藏全美国博硕士论文的分馆，也是加拿大国家图书馆指定的收藏全加拿大博硕士论文的机构。

ProQuest 的学位论文数据库（PQDT）现已收录从 1861 年至今的 400 余万条记录，其中包括 1861 年获得通过的全世界第一篇博士论文（美国），每年增加论文达 7 万多篇。用户可以访问超过 90% 的北美地区每年获得通过的博硕士论文以及许多国际性的博硕士论文的文摘。数据库中除收录与每篇论文相关的题录外，1980 年以后出版的博士论文信息中包含了作者本人撰写的长达 350 个字的文摘，1988 年以后出版的硕士论文信息中含有 150 个字的文摘。1997 年以后的绝大多数论文可以看到前 24 页的扫描图像，而且还能立即从网上通过单篇订购方式获取这些论文的 PDF 格式全文。

为满足国内用户对 ProQuest 博硕士论文全文的广泛需求，北京中科进出口公司和亚洲信息服务有限公司协助国内若干图书馆、文献收藏单位每年联合购买一定数量的 ProQuest 博硕士论文全文，提供网络共享，即凡参加联合订购的成员馆均可共享整个集团订购的全部学位论文资源。目前，该库收录国外博硕士学位论文 51 万余篇。为此，中科－亚信协同国内各图书馆组织建立了 ProQuest 博硕士论文中国集团联盟站点，并在国内建立了 3 个镜像站，分别是

CALIS 镜像站、上海交通大学镜像站和中国科技信息研究所镜像站，3 个镜像站界面一致。

ProQuest 学位论文全文检索平台的检索方法和检索结果如下。①基本检索：平台首页即为基本检索页面，在首页检索框内输入检索词，点击"检索"即可，系统默认在所有字段中检索。②高级检索：点击首页"高级检索"按钮，进入高级检索页面。高级检索提供检索字段的限定、出版年度的限定、学位类别的限定、学位论文语种的限定以及结果显示的设置。系统提供的检索字段有标题、摘要、全文、作者、学校、导师、来源、ISBN、出版号等，可同时输入 7 个检索字段进行布尔逻辑组合检索。③分类浏览：首页检索框下方即学科导航区，点击需要浏览的类目，即可查看该类目下的论文。④检索结果：系统提供了论文题名、部分摘要、作者、学位、学校、学位年度等信息。每条记录下方的"查看详情"链接可查看学位论文的详细信息，包括作者、学校、学位、指导老师、学科、来源、出版日期、ISBN、语言、摘要等信息。记录下方的"查看 PDF 全文"链接，可直接打开 PDF 格式的学位论文全文。

第二节　会议文献检索

一、会议文献概述

（一）会议文献简介

会议作为直接交流的一式一直以来在科学交流活动中起着不可低估的作用，随着科学技术对生产和生活水平影响力度的增大，各个国家的学会、协会、研究机构及国际学术组织越来越多，它们定期或不定期召开学术会议，形成信息交流中数量颇丰的一类信息源——会议文献。

会议文献是指各学术研究机构的科技工作者在国内外重要学术会议上发表的论文和报告，也包括一些非学术性会议的报告。特别是，国际性会议和全国性会议，一般提交的论文都是经过挑选的学术性比较强、内容比较新颖的。会议文献因为往往比专利、标准、成果等文献更能及时地反映国内外科技发展的最高水平和最新动态而为科研工作者瞩目，也成为各类研究机构及时了解科技发展动态，在科研竞争中取得有利地位，占领科技前沿的重要参考文献。会议文献的重要性和利用率仅次于期刊。

（二）会议文献分类

按举办的规模可分为国际性会议、全国性会议和地区性会议。通常学术会议只涉及某个学科领域的一个或几个相关主题，与会者大多是该领域的研究人员，他们对会议主题的历史、现状及发展趋势有着不同程度的研究和了解，他们带来各自最新的研究成果，面对面地进行交流切磋，使学术会议成为学科研究最新动态的集散地。因此与学术会议密切相关的会议文献具有专深性、新颖性、导向性的特点，已越来越受到科研人员的重视，是他们获取科技信息的一个重要来源。

按发表时间的不同分为会前文献和会后文献。会前文献传递信息及时，会后文献是在前者的基础上加工而成，它的系统性更强，价值更高。会后文献的主要出版形式是图书和期刊。

二、数据库应用及检索方法

（一）中国学术会议文献数据库（CCPD）

1. 数据库简介

该库是以中国科技信息研究所为主要依托的万方数据股份有限公司推出的国内收集学科最全面、数量最多的会议论文数据库，由中文全文数据库和西文全文数据库两部分构成。西文库主要收录在中国召开的国际会议的论文，论文内容多为西文。CCPD收录了1983年以来由国际及国家级学会、协会、研究会组织召开的各种学术会议论文，每年涉及上千个重要的学术会议。其内容涵盖人文社会、自然、农林、医药、工程技术等各学科领域。下面介绍数据库的检索方法和检索结果。

2. 检索途径和方法

（1）简单检索：点击检索框上方的"会议"标签，进入会议论文检索界面，系统提供以下检索功能：①会议论文检索：直接输入检索词或检索式，点击检索框右侧的"检索论文"进行会议论文的检索。②会议信息检索：直接输入检索词或检索式，点击检索框右侧的"检索会议"进行会议信息（包括会议名称、会议主办单位、会议年份）的检索。③会议信息浏览：通过检索框下方的"学术会议分类"或"会议主办单位"进行会议信息的浏览。

（2）高级检索：点击会议论文简单检索页面检索框右侧的"高级检索"按钮，进入会议论文高级检索页面。①选择检索途径：点击"全部"下拉列表选择所需的检索途径。可选字段包括主题、题名或关键词、题名、创作者、作者单位、关键词、摘要、日期、DOI、会议名称、主办单位、会议

id。其中 DOI 是数字对象识别号（Digital Object Identifier）的简称，是一套识别数字资源的机制，包括的对象有视频、报告或书籍等。它既有一套为资源命名的机制，也有一套将识别号解析为具体地址的协议。DOI 作为数字化对象的识别符，对所标识的数字对象而言，相当于人的身份证，具有唯一性。这种特性保证了在网络环境下对数字化对象的准确提取，有效地避免了重复。②选择匹配模式：系统提供"模糊"和"精确"两种匹配模式的选择。③选择布尔逻辑运算：在检索框右侧通过"与"下拉列表选择布尔逻辑运算"与""或""非"。④选择年限：点击年限下拉列表框，选择起止年份，使其在限定的年份范围内检索。

（3）专业检索：专业检索比高级检索功能更强大，但需要检索人员根据系统的检索语法编制检索式进行检索。检索框右侧的"可检索字段"帮助构建并生成检索表达式。点击"可检索字段"链接，打开"可检字段"对话框。在构建检索表达式时，只需在"可检字段"对话框中选择相应的检索字段，输入检索词，选择逻辑关系即可，无须手动输入检索字段和布尔逻辑运算符。布尔逻辑运算按从左到右的顺序进行。

3.检索结果

（1）显示模式：数据库提供了"详细模式"和"精简模式"2 种结果显示方式。详细模式显示每一篇会议论文的题名、作者、会议名称、会议年份、论文摘要和关键词。简单模式只显示每一篇会议论文的题名、作者、会议名称和会议年份。可通过点击论文题名获取更详细的信息。

（2）检索结果的分类统计：数据库对检索结果按照学科和年份分别进行统计，统计结果分别列于检索结果的上方和左侧。

（3）文献的导出：在需要导出的记录前面的复选框内打钩，或者在检索结果上方的记录填写框内输入需要导出的连续记录的起始号，点击结果上方的"导出"标签，进入导出格式选择页面，可选择文献导出格式，包括参考文献格式、自定义格式、查新格式及 NoteExpress、Refworks、NoteFirst 和 EndNote 等文献管理软件格式，可将导出文献复制到剪贴板或直接导出以文本格式保存。

（二）国内外重要会议论文全文数据库

1.数据库简介

该库由中国知网（CNKI）研制开发，收录我国 1999 年以来中国科协系统及国家二级以上的学会、协会，高校、科研院所，政府机关举办的重要会议以及在国内召开的国际会议上发表的文献。其中，国际会议文献占全部文献的

20% 以上，全国性会议文献超过总量的 70%，部分重点会议文献回溯至 1953年。共分为 10 大专辑：基础科学、工程科技Ⅰ辑、工程科技Ⅱ辑、农业科技、医药卫生科技、哲学与人文科学、社会科学Ⅰ辑、社会科学Ⅱ辑、信息科技、经济与管理科学。10 大专辑下分为 168 个专题和近 3600 个子栏目。可登录中国知网主页，点击检索框上方的"会议"标签，可进行会议论文的快速检索。点击检索框下方数据库名称列表中的"会议"按钮，进入会议论文数据库检索页面。

2. 检索方法

（1）检索导航区域：左侧的检索导航区域具有 2 项功能。

分类检索功能：如前所述，数据库将所有会议论文按 10 大专辑、168 个专题和近 3600 个子栏目从大到小进行分类。点击专辑名称，可层层往下细分，点击各级类名，即可直接导出该类目下的文献。

设置检索范围：数据库默认的检索范围是全部专辑。通过各级类名前的多选框可按需设置检索的学科范围。

（2）检索条件设置区域：检索条件设置区域可选择检索方式，系统提供普通检索、高级检索、专业检索、作者发文检索、科研基金检索、句子检索、来源会议检索等方式。不同检索方式下的检索操作不同，此处仅介绍普通检索提供的检索途径，包括主题、篇名、关键词、作者、单位、会议名称、基金、摘要、全文、论文集名称、参考文献、中图分类号等。

3. 检索结果

检索结果默认以列表格式显示。显示内容包括会议论文篇名、论文作者、会议名称、来源数据库（中国会议和国际会议）、会议时间、被引频次和下载频次。

点击某一论文篇名，即可获取该篇论文除全文以外的详细信息，包括会议录名称、作者单位、会议地点、主办单位、论文摘要、引文网络、相似文献、同行关注文献、相关作者文献和相关机构文献等，并提供 CAJ 和 PDF 2 种格式的全文下载功能。

（三）CAL1S 会议论文数据库

CALIS 会议论文数据库收录来自"211 工程"的 61 所重点学校每年主持的国际会议的论文。根据目前的调查，重点大学每年主持召开的国际会议在20 场左右，其中大多数的会议都提供正式出版号的会议论文集，年更新会议论文总数在 1.5 万篇以上。

（四）NSTL 会议论文数据库

1.数据库简介

NSTL 是国家科技图书文献中心的简称，该中心是根据国务院领导的批示于 2000 年 6 月 12 日组建的一个虚拟的科技文献信息服务机构，成员单位包括中国科学院文献情报中心、中国科学技术信息研究所、中国医学科学院图书馆在内的 9 家单位。

NSTL 的会议论文数据库包括中文会议论文和外文会议论文 2 部分。①中文会会议论文库主要收录了 1980 年以来我国国家级学会、协会、研究会以及各省、部委等组织召开的全国性学术会议的论文。数据库的收藏重点为自然科学各专业领域，每年涉及 600 多个重要的学术会议，年增加论文 4 万多篇，每月更新。②外文会议论文库主要收录了 1985 年以来世界各主要学协会、出版机构出版的学术会议论文，部分文献有少量回溯。学科范围涉及工程技术和自然科学各专业领域。每年增加论文 20 多万篇，每周更新。

2.检索方法

点击 NSTL 首页"文献检索与全文提供"栏目中的"会议文献"，进入会议文献检索页面。

（1）选择检索字段，输入检索词：点击"全部字段"下拉列表，选择检索字段。系统提供题名、作者、关键词、会议时间、会议名称、ISBN、文摘等检索项。输入检索词，检索词之间可选择"与""或""非"进行布尔逻辑运算。

（2）设置查询条件：包括馆藏范围、查询范围（对是否需要记录提供文摘或全文进行选择）、时间范围、出版年、查询方式（模糊查询和精确查询）等。

3.检索结果显示和处理

数据库在结果显示页面提供论文题名、作者、分类号、总页数、会议名称、会议地点和会议时间等信息。每条记录右侧均有两个图标是针对注册用户而言，分别为将该条记录加入购物车和加入收藏。若想获取论文更详细的信息，点击论文题名即可。

（五）中文生物医学学术会议论文数据库

中文生物医学学术会议论文数据库（简称 CMAC）是解放军医学图书馆研制开发的中文医学会议论文文摘型数据库。CMAC 光盘数据库主要面向医院、医学院校、医学研究所、医药工业、医药信息机构、医学出版和编辑部等单位。该库收集了 1994 年以来中华医学会所属专业学会、各地区分会以及编辑部等单位组织召开的全国性生物医学学术会议论文。涉及的主要学科领域有基础医学、临床医学、预防医学、药学、医学生物学、中医学、医院管理及医学信息等各个方面。收录文献项目包括会议名称、主办单位、会议日期、题名、全部作者、第一作者地址、摘要、关键词、文献类型、参考文献数、资助项目等内容。

（六）Doctor's Guide to Internet

Doctor's Guide to Internet 简称 DGI，是 P\SL\Consulting Group Inc. 公司创建的优秀医学网站。其主页上的栏目 Congress Resource Centre（简称 CRC）提供 83 个国家 5000 余条医学会议信息。网站的会议资源中心主页提供多种检索途径，可按会议所属专业、会议日期、会议地点检索。此外，该数据库还提供对所收录的会议信息的全文检索功能，包括基本检索及运用逻辑运算符的高级检索。

（七）CPCI-S

是由美国科学信息研究所（ISI）出版的科技会议文献文摘索引数据库。它汇集了世界上最著名的会议、座谈、研究会和专题讨论会等多种学术会议的会议录文献。数据库每周更新，每年新增记录超过 38 万条。通过 CPCI-S，研究人员可以了解最新概念和进展，掌握某一学科的最新研究动态和趋势，而且在创新的想法和概念正式发表在期刊以前就在会议录中找到它。CPCI-S 通过 Web of Science 平台进行检索。在 Web of Science 核心合集的更多设置中选择 CPCI-S 即可。

（八）Biosis Preview 数据库

Biosis Preview 简称 BP，由美国生物科学信息服务社（BIOSIS）出版，是目前世界上有关生命科学研究领域中收录文献最多、覆盖面最广的数据库除了收录生物学、植物学、动物学、微生物学文献外，还收录生物相关领域如医学、药理学、生态学等内容。文献来自 5500 种以上的专业期刊、图书、会议摘要及论文等，是用户获得生物医学研究信息的主要来源。

该数据库对应的出版物是《生物学文摘》（简称 BA），《生物学文摘——综述、报告、会议》和《生物研究索引》，提供会议名称、会议地点、会议时间等检索途径。

第三节　专利文献检索

一、专利文献概述

（一）专利文献的相关概念

专利是指国家以法律形式授予发明人或其权利继受人在法定期限内对其发明创造享有的权利。各国专利法律规定，申请专利的发明创造，必须将其内容写成完整而详细的说明书，由专利局按照法律规定的期限予以公布。专利实际上包括三个方面的含义：①专利权（指国家专利主管机关授予申请人在一定时间内享有的不准他人任意制造、使用或销售其专利产品或者使用其专利方法的权利）；②受专利法保护的发明创造；③专利说明书。

专利文献是指记录有关发明创造的文献，是实行专利制度国家、地区及国际专利组织在审批专利过程中产生的官方文件及其出版物的总称。它有狭义和广义之分：狭义专利文献是指专利说明书；广义专利文献包括专利公报、专利文献、专利索引、专利分类表和专利书刊报纸等。其中专利说明书是专利文献的核心部分，是申请人向政府递交说明其发明创造的书面文件，上面记载着发明的实质性内容及付诸实施的具体方案，并提出专利权范围。它报道的发明内容具体、可靠，附图详细，对制定设计方案和技术路线，解决具体技术问题很有参考价值，是检索专利文献的重要情报源。

专利文献每年报道全世界大约95%的新技术，由于其技术新颖，报道翔实，已经成为一种重要的科技情报来源，在各个科学领域中得到广泛应用，成为科研开发过程中必不可少的检索工具。尤其是发达国家特别重视对专利文献中所提供的各种技术、经济和法律信息进行研究利用。互联网通信技术的不断发展，各种形式的专利文献数据库在网上建立，给公众提供了大量的可供使用的专利信息情报源。目前通过互联网检索专利文献信息已成为人们获取专利文献信息的主要途径。

（二）专利文献的特点和作用

1.专利文献的特点

（1）内容新颖、实用、规范、具体：专利需经过新颖性、创造性、实用性的审核，因而其内容新颖、实用、可靠。专利文献集法律性与技术性于一体，兼有技术文献与法律文献的特点。专利文献要求格式规范、内容具体、编排方式统一，一般采用统一的专利分类表、统一的著录项目代码和相近的说明书格式，便于检索、阅读和计算机处理。

（2）出版迅速、数量庞大、涉及范围广：专利文献几乎涵盖人类生产活动的全部技术领域。由于专利的新颖性特点，因而要求其出版速度快。目前，世界上约有 100 个国家、地区、国际性专利组织用大约 30 种官方文字出版专利文献，全世界每年出版的专利文献达到 150 万件以上，占世界年科技文献出版物总量的 1/4。历年的累积量已超过 3000 万件。

（3）时效性与地域性强：专利文献的时效性与地域性是由其专利的基本特性决定的。专利保护的最终目的是使其能大范围推广应用，成为人类的共同财富。因此，各国的专利权法律均规定了一定的保护时效，时间长短各国有不同的规定，但专利权的适用范围只限于授予专利权的国家和地区。

专利在其保护期满或在非授权国使用，均不会构成对专利权人的侵权。

（4）不同阶段的专利文献，其效用与内容不同：专利的获取一般要经历 3 个阶段：申请、审定、授权。在不同阶段产生的专利文献，其文献内容与信息提供的方式各异，因而其效用与价值也不同。

2.专利文献的作用

随着各国工业和贸易的发展、国际科技合作的加强，查找专利文献和利用专利情报的必要性愈来愈被广大科研、生产、设计和外贸人员所认识和重视。专利文献的作用如下：

（1）专利文献是申请专利和专利审查工作的必备资料：专利申请必须首先了解与本发明有关的国内外专利情况，确定本申请专利是否具备"三性"（新颖性、创造性、实用性）和是否侵犯他人的专利权（俗称侵权）。专利机构为了审查鉴定新的技术发明是否符合条件，也必须进行大量查新工作，即通过检索专利文献来确定申请案是否"新颖"或"非显而易见"。根据专利合作条约这个国际组织的规定，审查发明是否具有新颖性，必须查阅的最低限度的文献量应是美国、英国、日本、（前）联邦德国、法国、（前）苏联和瑞士等 7 个国家以及两个国际组织（专利合作条约和欧洲专利局）从 1920 年以来的全部专利文献，还有 169 种水平较高的非专利专业期刊近 5 年内发表的文章，可见查新工作十分艰巨和慎重。

（2）从专利文献可以获得最新的技术信息：由于新颖性是获得专利权必须具备的"三性"之一，毋庸置疑，所批准的专利在当时是内容最新的，是超过现有水平的。另外，为了保密的需要，绝大多数发明的技术内容都是在专利文献上公布之后才披露于其他文献类型中。国外有调查指出，专利文献中报道的技术内容，只有 5.77% 刊载于其他文献上。这表明，绝大多数的发明和革新只有通过查阅专利文献才能知道。如果一个科技人员不懂得利用专利文献，他将失去取得新技术知识的绝大部分机会。因此，专利文献已成为人们在大量的技术开发中不可缺少的信息来源，它可以为科研及工程技术人员开发新的研究课题或新的技术产品提供宝贵资料。通过专利文献了解国外

先进技术发展情况，对拟定研究课题、制订研究计划、试制新产品、进行技术革新和技术攻关，都会起到很好的帮助作用。人们普遍称专利文献为科技界、制造业人士的"必读文献"，因而其科技信息价值愈来愈高，使用率也愈来愈高。

（3）通过大量专利调查，进行技术预测：专利文献中记载着一种新产品、新工艺、新设备，从最初发明到以后的每一步改进，都在陆续公布的一系列专利中反映出来。如果能系统地、深入地查阅这些专利文献，就可以了解某一技术领域已有技术的沿革、发展水平及其发展趋势，从而可以从市场需求和科学规律两个方面寻找新的突破口，选择研制目标，安排合理投资，避免重复研究、重复投资。

（4）专利文献提供技术经济情报，在外贸进出口和技术交流、参观、考察中显示重要作用：随着改革开放的发展，外贸和技术交流日益活跃。在计划引进国外技术设备时，事先要比较各国、各公司的技术、设备的先进程度，以及是否满足我国国情的其他条件，这就需要查阅专利文献；外商提供的专利项目，也要通过查阅专利文献核实是否确有专利，专利权人是谁，技术是否先进，专利是否有效，专利寿命还有多久等等。只有充分了解，才能加强己方的谈判地位，避免上当。在引进技术中也常常涉及专利和专用技术，只有熟悉要购买的产品及其技术水平，才能在谈判中定出合理的价格，敢下成交的决心，这也需要及时查阅专利文献。在计划出口技术或产品时，也要事先仔细查阅专利文献，弄清楚出口会不会侵犯别人的专利权，设法摆脱被动局面，并努力在原基础上作出新的突破，使自己的发明超过对方。通过查阅相同专利，根据授予专利权的不同国家的地理分布，可分析产品和技术的销售规模、潜在市场等情况。在出国参观、考察前查阅专利文献能了解对方近期有哪些新技术、发明创造，以便心中有数，有的放矢地进行参观考察。

总之，专利文献蕴含法律信息、技术信息和经济信息，增强专利意识，掌握查阅专利文献的方法十分重要。

（三）国际专利分类法

世界上很多国家都有本国的专利分类法，但随着专利制度走向国际化，需要一种国际通用的专利分类法，即国际统一化、标准化管理专利文献的科学、系统、完善的专利分类体系。国际专利分类法（IPC）就是使各国专利文献获得统一分类及提供检索的工具。

IPC 能提供如下服务：（1）作为工具来编排专利文献，使用者可以方便地从中获得技术上和法律上的信息；（2）作为对所有专利信息使用者进行有选择的信息传播的基础；（3）作为某一技术领域中现有技术调研的基础；（4）作为进行工业产权统计的基础，从而可以对各个领域的现有技术做出评价。

IPC 结合了功能分类原则及应用分类原则，兼顾了各个国家对专利分类的要求，因此适用面较广。目前，世界上已有 50 多个国家及 2 个国际组织采用 IPC 对专利文献进行分类。

IPC 按照专利文献中所包括的全部技术主题来设立类目，它采用混合分类体系，系统分成部、大类、小类、大组和小组等 5 级结构，分类号按等级排列。IPC 共有 8 个部，将现有的专利技术领域进行总体分类，每个部包含了广泛的技术内容。8 个部的技术范畴如下：A 部：人类生活必需，如食品与烟草、保健与娱乐、个人与家用物品。B 部：作业、运输，如分离、混合、成型、印刷、交通运输。C 部：化学，如化学、冶金。D 部：纺织、造纸，如纺织、造纸。E 部：固定建筑物，如建筑、采矿。F 部：机械工程，如发动机或泵、一般工程、照明、加热、武器、爆破。G 部：物理，如仪器、核子学。H 部：电学，如太阳能电池。

二、专利文献检索

（一）专利文献检索分类

1.专利技术文献检索

专利技术文献检索是指就某一技术主题对专利文献进行检索，从而找出一批参考文献的过程，可分为追溯检索和定题检索。追溯检索是指人们利用检索工具，由近而远地查找专利技术信息的工作。定题检索是指在追溯检索的基础上，定期从专利数据库中检索出追溯检索日之后出现的新的专利文献的工作。

2.新颖性检索

新颖性检索是指专利审查员、专利申请人或代理人为确定申请专利的发明创造是否具有新颖性，从发明专利的主题对包括专利在内的全世界范围内的各种公开出版物进行的检索，其目的是找出可进行新颖性对比的文献。

3. 创造性检索

创造性检索是指专利审查员为对某项申请专利的发明创造获得专利权的可能性进行判断而进行的检索，它是在确定发明创造的新颖性基础上，再检出若干件用以确定发明的创造性的对比文献。

4. 侵权检索

侵权检索分避免侵权检索和被动侵权检索。避免侵权检索是指对'项新的工业项目或进出口产品中可能涉及的现有专利进行检索判断，以避免发生侵权纠纷的一种检索。被动侵权检索是指企业受到侵权指控后采取的一种自卫性检索，检索目的是查明原告依据的专利是否仍然有效，以及是否有过先行技术，从而力图从根本上否定专利的有效性，使自己摆脱困境。

5. 专利法律状态检索

专利法律状态检索是指对专利的时间性或地域性进行的检索，可以分为专利有效性检索和专利地域性检索。专利有效性检索是指对一项专利或专利申请当前所处的状态进行的检索，其目的是了解该项专利是否有效。专利地域性是对一项发明创造在哪些国家和地区申请了专利进行检索，其目的是确定该项专利申请的国家范围。

6. 专利族检索

专利族检索包括相同专利检索和相关专利检索，相同专利检索主要是判断某一发明在哪些国家取得了专利保护以及在不同国家的保护范围，据此间接地判断发明的价值，判断在技术合作及开辟技术市场方面各国及公司间的联系。

7. 技术贸易检索

技术贸易检索根据要达到的目的分为技术引进检索和产品出口检索。技术引进检索是一种综合性检索，它是指把专利技术信息检索和专利法律状态检索结合到一起交叉进行的专利信息检索，其目的是对引进的技术做综合性评价；产品出口检索也是一种综合性检索，它是指把防止侵权检索和专利法律状态结合到一起交叉进行的专利信息检索，其目的是对出口的技术做综合性评价。

（二）数据库应用及检索方法

1. 中国专利数据库

中国知识产权出版社 1999 年创建的中国专利数据库是《专利公报》的电子版，分基本检索和高级检索两种检索方式。

基本检索是免费供用户使用的。会员无须注册，无须下载专用浏览器，但只能看到专利摘要与著录项信息。在基本检索方式下页面设有专利名称、申请专利号、公开（告）号、申请日、申请（专利权）人、发明人、代理人、分类号、摘要、地址等检索选项。在基本检索方式下可以进行单字段检索，也可以进行多个字段组合检索。基本检索的结果可列出 20 项详细信息。

高级检索可供会员用户使用，增加了供检索的字段，检索更加便利、快捷。用户通过它除可查到专利说明书全文及外观设计图形之外，还可查询最新公布的中国专利信息及所有中国专利的详细法律状态和主权项，并可下载专利说明书。

另外，系统还设有分部检索途径，将"发明专利""实用新型专利""外观设计专利"三个数据库分别建成独立的数据库，检索时可任选其中一个，可缩小检索范围，提高查准率。本检索系统信息更新速度快，按法定公开日每周更新。

2.中国专利信息中心

中国专利信息中心（简称信息中心）成立于 1993 年，是国家知识产权局直属的事业单位、国家级专利信息服务机构，主营业务包括信息、化系统运行维护、信息化系统研究开发、专利信息、加工和专利信自、服务等。在其主页左侧有专利检索窗口，单击高级检索就出现中国专利信息中心专利之星的检索界面。

3.万方中外专利数据库

中外专利数据库包括中国专利文献、国外与国际组织专利两部分，收录 7 个国家及 2 个组织（中国、美国、日本、德国、英国、法国、瑞士、欧洲专利局和世界知识产权组织）的专利信息数据，内容涉及自然科学各个学科领域。

万方中外专利数据库分基础版和加强版。基础版主要提供文献检索和文献浏览 2 种功能。文献浏览是进行 IPC 的浏览，选择 IPC 中的相应类目，进行该类目下专利文献的浏览。加强版是万方基于专利文献资源特色开发的一个提供综合性服务的应用工具，提供文献检索、文献浏览、法律状态查询、技术生命周期分析、文献对比分析、发明人专利成果跟踪、竞争环境分析、机构对比分析、专利权人专利成果跟踪等功能。

4.NSTL 专利类数据库

国家科技图书文献中心（NSTL）专利类数据库收录包括国内外 16 个国家和地区的专利，即中国国家知识产权局从 1985 年以来的所有公开（告）文献。

登录 NSTL 网站主页，点击首页"文献检索与全文提供"栏目中的"中外专利"，进入检索界面。中外专利库提供的检索字段包括专利名称、发明人、申请人、摘要、申请号、公开号、申请日期、公开日期、专利类型、申请人地址、专利分类号等。

5.CNKI 专利数据库

CNKI专利数据库包括《中国专利全文数据库》和《海外专利摘要数据库》。中国专利数据库收录了 1985 年 9 月以来的所有专利，包含发明专利、实用新型专利、外观设计专利 3 个类型，双周更新。专利的内容来源于国家知识产权局知识产权出版社，相关的文献、成果等信息来源于 CNKI 各大数据库。海外专利数据库收录 1970 年至今的国外专利。

与通常的专利库相比，CNKI 的中国专利数据库每条专利的知网节集成了与该专利相关的最新文献、科技成果、标准等信息，可以完整地展现该专利产生的背景、最新发展动态、相关领域的发展趋势，可以浏览发明人与发明机构更多的论述以及在各种出版物上发表的信息。

登录中国知网主页，点击数据库名称列表中的"专利"进入相应数据库，该检索界面的功能与 CNKI 其他数据库相同。

6. 美国专利商标局专利数据库

美国专利和商标局（US Patent and Trademark Office）是美国政府参与的一个非商业性联邦机构，其专利数据库（简称 USPTO）包含专利全文数据库（PatFT）和专利申请数据库（AppFT），收集了美国 1976 年以来的全部专利，用户可免费检索。PatFT 可以检索 1790 年至最近一周美国专利和商标局公布的全部授权专利文献。其中 1790—1975 年的专利只有全文图像页，只能通过专利号和美国专利分类号检索，1976 年 1 月 1 日以后的专利除了全文图像页，还提供可检索的授权专利基本著录项目、文摘和专利全文数据（包括说明书和权利要求书）。AppFT 可检索 2001 年至今的记录。

7. 欧洲专利局

欧洲专利局（简称 EPO）作为欧洲专利组织的执行机构，与美国专利商标局、日本特许厅并称世界 3 大专利机构。欧洲专利局于 1998 年联合各成员国的国家专利局在互联网上设立 Espacenet 数据库，向用户提供免费专利文献检索。Espacenet 数据库的数据由欧洲专利局及其成员国提供，收录时间跨度大，涉及的国家多，由 3 部分构成：世界专利数据库（Worldwide），收录了 1920 年以来（各国的起始年代有所不同）世界上 90 多个国家（地区）和专利组织公开的专利；世界知识产权组织专利（WIPO）数据库；欧洲（EP）数据库。Espacenet 数据库提供全球范围内 8000 余万件专利文献的免费检索，涉及 1836 年至今的发明和技术信息。

8. 美国 DIALOG 系统

美国的 DIALOG 系统中专门收集美国、欧洲、日本、中国专利文献方面的数据库有 13 个，包括德温特世界专利索引数据库、美国专利文摘数据库、美国专利法律状态数据库、美国专利分类索引参考数据库、美国专利引文数据库、美国专利/化合物登记号数据库、美国专利全文数据库、中国专利英文文摘数据库、世界药品专利数据库、欧洲专利全文数据库、日本专利英文文摘数据库等。DIALOG 数据库检索有三种方法：命令方式、菜单方式和词频检索。

第四节　标准文献检索

一、标准概述

（一）标准和标准文献的概念

标准，是公认的权威机构批准的标准化工作成果，是科研、生产、交换和使用的技术规定，也是质量管理和质量保证的依据。技术标准是具有法律效力的文件，是标准文献的主体。随着经济全球化的发展，标准已经成为国家经济发展、国际经济竞争、企业发展水平的重要标志和组成部分。特别是我国加入 WTO 以后，标准、法规已成为世界各国发展贸易、技术创新和推动技术进步的重要手段，标准在经济和社会发展中发挥着越来越重要的作用。按照标准适用的对象，标准可以分为技术标准、管理标准和工作标准三大类。按照标准的约束效力，标准分为强制标准和非强制性标准两类。按照标准的适用范围和颁布单位，标准分为国际标准、国家标准、行业标准、地方标准和企业标准五类。按照标准的状态，标准又可分为现行标准、即将实施标准、被替代标准、废除标准等类别。

标准文献，是指按照规定程序编制并经权威机构批准发布，供一定范围内广泛而多次适用的，包括一整套规格、定额、规则和要求的文件，标准文献具有较强的权威性、规范性、法律性和时效性，需要定期修订。标准文献一般是公开的，但也有少数的国际工程、军事产品和尖端科学的技术标准是保密的，仅在内部发行，尤其是企业内控标准，一般都不公开。标准文献的内容几乎涉及国民经济的所有领域，作为一种重要的科技出版物，是获取工程技术信息的重要信息源。利用标准文献有助于了解各国的经济与技术政策、生产水平、资源状况、标准水平，采用先进的标准可以改进产品质量，提高工艺水平和技术水平。标准文献是现代化生产不可缺少的文献资料。同时，标准文献往往附有大量的数据、工艺参数或图表，实用性强，从技术的角度来说也有较高的参考价值。但是，标准文献更新换代频繁，使用时必须注意时效性。

（二）标准文献的特点

1.标准文献技术成熟度高，约束性强

标准的技术成熟度很高，它以科学、技术和实践经验的综合成果为基础，经相关方面协商一致，由主管机构批准，以特定形式颁布。同时，标准分为强制性标准和非强制性标准两类。在产品生产、工程建设、组织管理中，作为国家和行业共同遵守的准则和依据，具有很强的约束性。

2.标准文献有自己独特的体系

标准不同于其他文献，它结构严谨、统一编号、格式一致，其中标准号，是标准文献区别于其他文献的重要特征，还是查找标准的重要人口。标准还有自己的分类法，在我国，采用《中国标准文献分类法》（CCS），国际上采用《国际标准分类法》（ICS）。并且标准在编写格式、审批程序、管理办法、使用范围上都自成体系。

3.标准具有期龄，需要复审

自标准实施之日起，至标准复审重新确认、修订或废止的时间，称为标准的有效期，又称标龄。由于各国情况不同，标准有效期也不同。各国的标准化机构都对标准的使用周期及复审周期做了严格规定。以 ISO 为例，ISO 标准每5 年复审一次，平均标龄为 4.92 年。我国在《国家标准管理办法》中规定国家标准实施 5 年、要进行复审，即国家标准有效期一般为 5 年。

4.标准文献是了解世界各国工业发展情况的重要科技信息源之一

一个国家的标准反映着该国的经济技术政策与生产水平，科研人员研制新产品，改进老产品，都离不开标准。

二、标准文献信息的检索

（一）中国标准服务网

1.数据库简介

中国标准服务网是国家级标准信息服务门户，是世界标准服务网的中国站点。中国标准服务网的标准信息主要依托于国家标准管理委员会、中国标准化研究院标准馆及院属科研部门、地方标准化研究院（所）及国内外相关标准化机构。提供的栏目内容有资源检索、网上书店、标准动态、馆藏资讯、专题浏览、典型案例等。中国标准服务网的文献资源收藏了齐全的中国国家标准和66个行业标准，60多个国家、70多个国际和区域性标准化组织、450多个专业协（学）会的成套标准，160多种国内外标准化期刊及标准化专著。网站自2001年4月起推出开放式标准服务，标准信息数据库免费向社会开放。

2.检索途径和方法

（1）简单检索：中国标准服务网首页的检索框提供用户按标准号或中英文关键词进行标准文献的检索。在检索框下方提供资源类型的选择，点击资源类型名称进行切换。

（2）高级检索：点击首页检索框右侧的"高级检索"，进入高级检索页面。高级检索提供关键词、标准号、国际标准分类、中国标准分类、采用关系、标准品种、年代号等多字段的组合检索，还可限定标准状态"现行"或"作废"。每个检索框下方提供检索示例，帮助用户在检索框内输入正确的检索词或检索式。国际标准分类、中国标准分类、标准品种对应的检索框内不能直接输入检索词，需点击检索框右侧的"选择"按钮，进入国际标准分类、中国标准分类、标准品种选择相应的分类，选中的分类自动添加到相应的检索框内。检索字段之间默认为布尔逻辑"与"的运算关系。

（3）专业检索：点击高级检索页面上方检索方式中的"专业检索"，进入专业检索页面。选择检索字段：点击"全部字段"按钮，可打开检索字段选择的下拉列表，系统提供标准号、中文标题、英文标题、原文标题、中国标准分类号、国际标准分类号、中文主题词、英文主题词、原文主题词、代替标准、被代替标准、引用标准、修改件、被修改件、补充件、被补充件、适用范围等多个检索字段，供检索者选择。选择匹配方式：系统还提供检索词的"精确"和"模糊"2种匹配方式供选择。选择标准品种、系统提供中国国家标准、中国行业标准、中国地方标准、国外国家标准、国外学协会标准、国际标准6种标准供筛选，分别点击名称显示发布单位供选择。

（4）分类检索：点击高级检索页面上方检索方式中的"分类检索"，进入分类检索页面。分类检索提供国际标准分类（ICS）和中国标准分类（CCS）2种分类选择，点击类目名称后的下拉按钮展开下层类目，点击类目名称或勾选类目名称前的复选框，点击"确定"直接显示该类目下的标准文献。

3.检索结果显示

对于非注册用户，中国标准服务网提供标准文献的标准号、标准中英文名称、发布日期和实施日期等基本信息。对于注册用户，提供标准文献的基本信息、使用范围、关联标准、标准分类号等更详细的标准文献信息。

（二）CNKI 的标准数据总库

中国知网的标准数据总库是国内数据量最大、收录最完整的标准数据库，分为《中国标准题录数据库》《国外标准题录数据库》《国家标准全文数据库》和《中国行业标准全文数据库》。

《中国标准题录数据库》收录了所有的中国国家标准、国家建设标准、中国行业标准的题录摘要数据；《国外标准题录数据库》收录了世界范围内的重要标准，如国际标准、国际电工标准、欧洲标准、德国标准、英国标准、法国标准、日本工业标准、美国标准、美国部分学协会标准等标准的题录摘要数据；《国家标准全文数据库》收录了由中国标准出版社出版的、国家标准化管理委员会发布的所有国家标准，占国家标准总量的 90% 以上；《中国行业标准全文数据库》收录了现行、废止、被代替以及即将实施的行业标准，全部标准均获得权利人的合法授权。

标准的内容来源于中国标准化研究院国家标准馆，相关的文献、专利、成果等信息来源于 CNKI 各大数据库。登录中国知网主页，点击数据库名称列表中的"标准"按钮，进入相应数据库，检索界面与 CNKI 其他数据库的界面类似。

（三）万方的《中外标准数据库》

万方数据知识服务平台的《中外标准数据库》包括标准文摘数据库和标准全文数据库，收录中国国家标准、建设标准、建材标准、行业标准、国际标准、国际电工标准、欧洲标准以及美、英、德、法国国家标准和日本工业标准等各类标准题录。

登录万方数据知识服务平台主页，点击检索框上方的"标准"标签进入标准文献数据库。系统提供简单检索、高级检索两种检索方式。检索字段包括标准编号、任意字段、标题、关键词、发布单位、起草单位、标准分类号、发布日期、实施日期等。

（四）ISO 国际标准化组织在线

ISO 是一个全球性的非政府组织，是国际标准化领域中一个十分重要的组织。ISO 的任务是促进全球范围内的标准化及其有关活动，以利于国际产品与服务的交流，以及在知识、科学、技术和经济活动中开展国际的相互合作。它由各国国家级标准化机构组成，制定自愿性技术标准，并且只制定那些为市场所需的标准。自 1947 年以来，ISO 已经出版了 14000 个以上的国际标准，其工作项目的范围从用于传统活动，如农业和建筑、机械工程的标准直到信息技术的最新发展，如用于多媒体应用的视听信号的数字编码标准。ISO 于 1995

年开通了在互联网上的标准信息检索服务，通过互联网发布制定标准的动态信息和有关文件。

在主页右上角单击"Search"按钮就可进入检索页面，网站提供简单检索、高级检索、分类浏览与扩展检索等方式。高级检索，可选择检索范围包括颁布标准、即将实施标准、撤销标准、废除标准、检索字段包括关键词或短语、ISO 标准号码、文档类型、语种、日期、标准委员会等。

检索结果提供相关标准的类号、标准名称、标准号、版次、页数，编制机构、订购全文的价格等信息。如果需要订购全文，则要单击相应的图标，并填写相关的个人资料、付款方式及全文的传递方法。

（五）国际电工委员会 IEC

IEC 是从事电气工程和电子工程领域中的国际标准化工作的国际机构，成立于 1906 年。其宗旨是促进电气、电子工程领域中的标准化及相关问题的国际合作，增进相互了解。目前，IEC 的工作领域已由单纯研究电气设备、电机的名词术语和功率等问题，扩展到电子、电力、微电子及其应用、通讯、视听、机器人、信息技术、新型医疗器械和核仪表等电工技术的各个方面。IEC 成员国包括了绝大多数的工业发达国家及一部分发展中国家。这些国家拥有世界人口的 80，其生产和消耗的电能占全世界的 9500，制造和使用的电气、电子产品占全世界产量的 90%。IEC 标准的权威性是世界公认的。IEC 每年要在世界各地召开 100 多次国际标准会议，世界各国的近 10 万名专家参与了 IEC 的标准制订、修订工作。IEC 通过其网站提供标准的检索及其他出版物的信息服务，并提供新出版标准信息、标准作废替代信息等。

第七章　专类医学信息检索与数据库应用

第一节　基础医学文献信息检索

一、基础医学文献信息概述

基础医学属于基础学科，是研究人的生命和疾病现象的本质及其规律的自然科学。其所研究的关于人体的健康与疾病的本质及其规律为其他所有应用医学所遵循，是作为临床医学的理论基础。

基础医学文献信息随着医学科学的不断发展而剧增，基础医学研究出现了既高度分化，又高度综合的局面。学科分支逐渐增多，且各分支之间相互交叉渗透，造成边缘学科和新兴学科不断涌现。基础医学文献信息已成为医学工作者学习、科研、创新等有力工具和重要法宝。基础医学文献信息是医学的重要组成部分，活力之源。

二、基础医学信息资源检索

（一）基础医学科学数据共享网

作为国家科技基础条件平台建设下医药卫生共享项目的子项目，基础医学科学数据共享网的主要目的就是实现我国网络环境下的基础医学资源整合。基础医学科学数据共享网（简称"共享网"）自 2004 年正式投入建设，目前共享网共整合了来自清华大学、北京大学、中科院生物物理所、中国医学科学院、军事医学科学院等 10 多家单位的 25 个数据库资源。根据数据内容的不同，共享网将整合的 25 个数据库分为以下 4 类：①人群调查及人体数据资源；②分子机制类数据资源；③模式生物类数据资源；④实验材料数据资源。

（二）美国解剖学家协会（AAA）网

美国解剖学家协会是美国最大的解剖协会，1888 年始建于美国华盛顿，初始目的在于促进解剖科学的发展。其成员来自世界各国的相关专业，包括医学基础教育、医学图像工作、细胞生物学、遗传学、分子发育学、内分泌学、组织学、神经科学、法医学、显微镜、自然人类学等。今天它已成为那些致力于解剖学形态、功能的研究及教育人员的家园。其网站主页中的中心位置为"Anatomy links"内容，列出重要消息，例如：与解剖学相关的最新学术进展，各有关协会即将召开的会议摘要，相关机构最新动态，最新推荐的免费论文全文，最新研究课题及资助项目信息等。

主页左侧菜单栏中有：About AAA（关于美国解剖学会）、Awards/Grants（奖励和基金）、Meeting（会议）、Membership（会员）、Publications（出版物）、Public Policy（公共政策）、Resources（资源）、Education &Teaching Tools（教育与教学工具）等。其中 Resources 比较有情报检索价值，包括了工资和培训调查、求职中心、资源链接和 Web 档案等内容。

（三）美国药理学与实验治疗学学会（ASPET）

美国药理学与实验治疗学学会成立于 1908 年，目前有 4 800 名成员，其中包括药学研究领域、医药工业和政府代表，以对抗疾病致力开发新药与治剂为宗旨。该网站内容主要包括会议与产品、出版物、药理学教育资源、药学资源链接、培训计划、政府与公共事务等，其中出版物包括该学会的 5 种期刊。

（四）美国生物化学与分子生物学学会（ASBMB）

美国生物化学与分子生物学学会成立于 1906 年，是一个非营利性的科学与教育组织，拥有来自学院、大学、政府研究室等研究机构的会员。学会的目标是通过出版物、学术会议和人才培养促进生物化学与分子生物学的发展。该网站的内容主要包括成员信息、出版物、会议、公共事务、教育、少数民族事务。

第二节　临床医学文献信息检索

一、临床医学文献信息概述

临床医学是研究疾病的病因、诊断、治疗和预后，提高临床治疗水平，促进人体健康的科学。它根据病人的临床表现，从整体出发结合研究疾病的病因、发病机理和病理过程，进而确定诊断，通过预防和治疗以最大限度减轻病人痛苦、恢复病人健康、保护劳动力。临床医学信息资源可按以下类目进行细分：临床诊疗问题、诊断学、治疗学、护理学、临终关怀学、康复医学和全科医学、循证医学等其他分支科学。此外，还包括以下临床各科内容：内科学、外科学、妇产科学、儿科学、肿瘤学、神经科学与精神病学、皮肤病学与性病学、耳鼻咽喉科学、眼科学、口腔科学、外国民族医学和特种医学等。

临床医学是直接面对疾病、病人，对病人直接实施治疗的科学。现代临床医学随着基础医学的发展不断进步。基础医学的众多学科日益深入地阐明了疾病的病因、发病机制和病理生理改变，推动了临床医学的进一步发展和提高。经过多年的拓展，逐渐形成了临床专业的许多分支学科。临床医学文献信息也随着医学活动而产生、积累、传递、利用和发展。临床医学文献信息是重要的载体，是医学科学中研究临床疾病的各专业学科的依据。临床医学文献信息为医学工作者求知、实践、科研、开拓新的科学领域提供了强有力的保障。

临床医学信息资源十分丰富。目前，互联网作为全球最为庞大的信息资源库，蕴藏着极为丰富的临床医学信息资源，人们通过互联网可了解全球临床医疗技术的最新发展动态，在网上与同行专家进行学术交流，探讨各种疾病的病因、发病机制及诊断和治疗的新方法。但同时，互联网信息资源也由于其信息重复、污染以及分散分布等问题，影响了其深层次的信息应用。专业文献信息资源库则在充分利用现代网络技术的基础上，继续保持自身的优势特点，进一步扩大其产品的应用范围。

二、临床医学信息资源检索

（一）国外临床医学信息资源网站

1.Internal MDLinx（内科医学网）

MDLinx 由近 40 个专业网站组合而成，Internal MDLinx 只是其中的一个关于内科学的网站。该网站由内科临床医师自发组织创建，主要为内科医师提供一次到位的全面的服务，提供最集中的专业信息资源。该网站的主要功能是为内科医生提供关于各种内科疾病的诊断、治疗等临床信息。其主要读者对象为临床医师、护士。网页定期更新，用户可在网页左侧的目录中选择所需内容来查看最新的消息、文摘或全文（部分全文是免费的），同时还可输入关键词进行检索。

2.美国医师学会－美国内科学会

美国医师学会－美国内科学会（ACP-ASIM）成立于1915年，是美国最大的医学专业协会。它的宗旨是通过在医师中间培养高超的行业水平和职业的医学道德来促进国民的健康水平。的主要读者对象为内科医生和内科各专业的医务人员，包括心血管学、胃肠病学、肾病学、肺病学、内分泌学、血液学、风湿病学、神经学、肿瘤学、传染病学、变态反应和免疫病、老年病学等学科。该网站提供的服务很多，内容涉及临床、科研和教育各方面，主要栏目有期刊、实践、教育与认证、住院医师、医学生、患者与家庭。

3. 美国心脏病学会

美国心脏病学会（ACC）网站的主要功能是为心血管专业人员提供高质量的继续教育机会，并为心血管疾病的治疗提供权威的临床实践指南、治疗标准和最新信息，以促进心血管疾病的基础和临床研究。ACC 最初作为教育机构于 1949 年成立，1977 年会址定于马里兰州贝塞斯达，通过对医务人员的专业教育、促进研究、制定指导方针和健康政策，提高心血管病的治疗和预防水平。该网站提供的主要服务包括临床实践、继续教育和信息服务三个方面。

4. 美国国立卫生研究院心肺血液研究所

美国国立卫生研究院心肺血液研究所（NHLBI）是美国国立卫生研究院的下属机构之一，是世界最大的心肺血液研究机构，其网站为患者和专业医学人员提供关于心脏、血管、肺脏、血液的研究和睡眠障碍的内容。另外还有链接到关于 NHLBI 基础研究、临床试验和教育计划等内容。NHLBI 提供的信息资源包括会议消息、临床诊疗指南、临床试验病例、最新信息、NHLBI 下属各实验室的科研情况等。此外该网站还提供下载或阅读很多图书的 PDF 格式文件和纯文本文档。

5. 心胸外科网

心胸外科网（CTSNet）由心胸外科专业的三个主要学会，即胸外科医师学会、美国胸外科协会、欧洲心胸外科协会主办，其他 30 多个心胸外科组织协办。该网站的主要用户为临床心胸外科医师及其相关专业人员，同时也向患者及家属介绍心、肺、食管等疾病的诊治信息。

CTSNet 是一个开放的综合性的网络知识库，蕴涵了极丰富的临床医学资源，目前在世界范围内拥有会员 13 000 余人。该网站信息包罗万象，如相关的学术机构、会议消息、期刊及图书出版物、病例影像资料、产品信息、求职信息等。因其为用户提供全方位的服务，被认为是心胸外科第一大网站。该网站主要包括以下几个重要栏目：Organization（机构组织）、Clinical Resources（临床资源）、Journal & Book（图书和期刊）。

6. 胸外科医师学会

胸外科医师学会（STS）是一个非营利性组织，成立于 1964 年，目前由全世界 5400 多名会员，包括外科医生、研究员及专家等，该学会目的是通过教育、科研及倡导以提供医学的能力，该网站在促进学科发展方面起着举足轻重的作用。其主要栏目如下：Patient Information（患者信息）、Member Services（会员服务）、Education（教育）、STS National Database（数据库）、Government Relations（政府相关）、Resources（资源）、Search（检索）。该网站提供其学会杂志《The Annals of –Thoracic Surgery》（胸外科纪事）的链接，该刊是权威的胸外科综合性期刊，内容覆盖整个胸心血管外科，多为本学科及心内、儿外、普外、麻醉、肿瘤、放射等相关学科的最新进展、手术方法及有争议的话题。

7.关国胸外科协会

美国胸外科协会（AATS）重视其教育职能，举办的年会、学会等在专业领域内享有较高声誉。在网站首页上提供了此方面的大量信息，如在华盛顿举行的第81届、82届年会、2001年度报告等。在第81届年会出版物中设7个专题列出相关文献，即成人心脏外科、先天性心病、胸外科总论、科技全会、住院医师论坛、急症抢救与技术论坛和争鸣等。该协会的网页设计比较简洁，一目了然，主要栏目如下：What's New（最新信息）、Events（大事纪要）。此外，还有Scholarships and Fellowship奖学金、Members（会员信息）、Committees（委员会成员信息）、Search（检索）、Feedback（反馈）等栏目。

（二）国内临床医学部分网站

1.丁香园

丁香园网站成立于2000年，其初衷是建立专业文献检索网站，向大家介绍检索经验，传授检索方法和技巧，普及知识共享。近年来，它已逐步发展成为行业规模最大，极具影响力的社会化媒体平台，目前用户已超过300万。网站开辟了心血管、高血压、冠心病、肿瘤、肺癌、肝癌、骨科、脊柱、创伤、内分泌、糖尿病、甲状腺功能亢进症、神经、卒中、癫痫、感染、乙肝、丙肝等信息专栏。此外，它还将服务范围扩展到大健康领域，结合互联网和移动互联网技术为大众健康服务，其建设的用药助手、肿瘤时间等移动专题服务，深受临床工作者的好评。

2.临床智库

临床智库是基于开放的信息共享平台和智点激励机制，由用户共同参与建设维护，一站式满足临床在线查阅资料、寻求专业帮助和交流学习需要的医学网站。网站设立了我的智库、医学资源、医学文献、学习交流、兑换图书等栏目，其资源包括临床资料、个人经验和图书兑换库3个部分及其服务。

3.临床医学网

临床医学网（MDLinx）成立于1999年，由各科临床医师自发组建而成，旨在为临床工作者提供综合性、快捷、针对性强的医学新闻信息服务。目前，MDLinx 提供 32 个专业、842 个附属专业的 2 分钟最佳最新文献快览、2000 种医学专业期刊扫描。免费注册后可以浏览每日新闻和专业新闻、期刊、站点、继续教育信息和文章。

第三节　循证医学文献信息检索

一、循证医学文献信息概述

（一）循证医学的概念

循证医学（EBM）即遵循证据的医学，是 20 余年来在医学临床实践中发展起来的一门学科。它将预防医学中群体医学的理论应用于临床医学实践，旨在帮助临床医师在对患者进行诊断、治疗等决策之前收集充分的、最佳的、科学的证据。

循证医学因为需要而产生，在使用中得到发展，其定义也在不断完善，迄今最被广为接受的是达维德·萨克特（David Sackett）在 1996 年所下的定义，即循证医学是在制定病人的诊疗措施时要"慎重、准确和明智地应用当前所能获得的最佳证据来确定患者的治疗措施"[①]。所以，循证医学是有意识地、明确地、审慎地利用现有最好的证据制订患者的诊治方案，同时将最佳研究证据、医师的临床经验和患者的价值观三者完美结合，并在特定条件下得以执行的实用性科学。

目前，循证医学的理念已基本渗透到所有医药卫生领域，如循证护理、循证公共卫生、循证内科、循证外科、循证儿科学、循证精神卫生等。循证医学的兴起，标志着医学实践的决策已经由单纯临床经验型进入遵循科学的原则和依据阶段。

（二）循证医学的重要性

随着临床流行病学，医学统计学、计算机网络等科学技术的迅速发展，现代医学模式正逐步从经验医学向循证医学转化，人们越来越深刻地认识到旧的医学模式的诸多弊端。目前 EBM 的具体概念已成为医学界的主流思潮，它的

---

① 王银娜，孙懿. 重视医学生循证医学思维的培养及训练 [J]. 中国高等医学教育，2013（12）：16.

开展将对临床医学的发展起到不可估量的促进作用。作为专业人员，我们想提供最好的治疗；作为病人，也想得到最好的治疗。开展循证医学就是为了寻找最好的证据用于临床实践，最终受益者是病人。

与传统医学相比，循证医学注重科学研究的证据。传统医学是以医师个人经验为主，有诸多弊端。如部分临床研究缺乏严谨的研究方法，带有片面性，因而忽略了一些真正有效的疗法；在疗效判断上注重实验室、仪器等中间指标，而忽略了病人的最终结局，即终点指标；过多地迷信专家的经验而忽略了最新、最好的研究成果。循证医学不仅注重临床技能、临床经验、临床资料及医学基础知识，更重视将医疗决策建立在最佳科学研究的证据基础上。EBM 的出现并不意味着它会单纯地取代传统医学，EBM 并不否认权威与专家长期积累的实践经验和敏锐的洞察力，因为对病人准确的观察和正确的判断是 EBM 的基础和前提。EBM 既重视个人临床经验又强调采用现有的最好证据，尤其是指临床研究证据，二者缺一不可。现代医学的迅速发展导致大量医学文献的出现，新的医学证据不断产生。这些医学证据只有被临床医师掌握和应用，才能对临床决策产生影响。而临床医师很难抽出大量的时间来阅读文献。循证医学采用最严格的科学评价，从浩瀚的医学文献海洋中提炼出约 10% 具有科学证据的系统综述和实践指南，为广大医师临床实践和制定临床决策提供科学的依据。

（三）实践循证医学的基本步骤

实践循证医学有 2 种模式：一是针对问题，查证用证；二是针对问题，创证用证。不管是哪种模式，都应遵从循证医学实践的 5 个步骤。

1.提出明确的临床问题

临床问题大致可分为"背景"问题和"前景"。其中，前景问题是关于处理、治疗患者的专业知识问题，是临床问题的主要类型。

2.检索当前最佳研究证据

基于提出的临床问题类型，按照证据分级的理念明确证据检索的思路，选择恰当的数据库，制定检索策略检索相关证据。一般首选二次研究证据的数据库资源，如高质量的系统评价及循证临床实践指南等。如果不能找到满足要求的，再查找相关的原始研究证据资源。

3.严格评价，找出最佳证据

评价证据是实践循证医学至关重要的环节，主要从真实性、重要性和适用性 3 个角度对证据的质量进行评价。真实性是指研究方法是否合理、统计分析是否正确、结论是否可靠、研究结果是否支持作者的研究结论；重要性是从研究结果指标及具体数据来判断研究本身的临床价值；适用性是指研究结果和结论在不同地点和针对具体病例的推广应用价值。

4.应用最佳证据，指导临床实践

将经过严格评价的研究证据，结合患者的特点及价值观，综合所处的医疗环境来指导临床实践，制定临床决策。

5.后效评价循证实践的结果

评价应用当前最佳证据解决问题的效果，若成功即可指导进一步实践；反之，则应分析原因，针对问题进行新的循证研究和实践，直到止于至善。

（四）循证医学信息资源类型

循证医学信息资源的类型可大致分为数字化信息资源和非数字化信息资源两类。所谓数字化信息资源是指可用计算机进行检索的信息资源，如一些循证医学数据库、循证医学网站等；非数字化信息资源是指用手工进行检索的信息资源，如循证医学期刊、会议论文等，也称为传统信息资源。数字化信息资源比传统信息资源具有检索快捷、保存方便及便于编辑加工的优点，但传统信息资源仍是不可缺少的，两者相辅相成，共同构成了循证医学的信息资源。

二、数据库应用及检索方法

（一）Cochrane 图书馆（CL）

1.数据库简介概述

CL是获取循证医学证据的主要来源，包含各种类型的证据，如系统评价、临床试验、卫生技术评估等。CL是 Cochran。协作网的主要产品，由 John Wiley &. Sons 公司负责以光盘和网络2种形式出版发行。CL旨在为临床实践和医疗决策提供可靠的科学依据和最新证据。CL由多个数据库组成，主要包括以下6个数据库：

The Cochrane Database of Systematic Reviews（Cochrane 系统评价数据库，CDSR）：收录由 Cochrane 协作网系统评价专业组在统一工作手册指导下完成的系统评价，并随着新的临床试验的产生进行补充和更新。有系统评价研究方案和系统评价全文2种形式。用户可以免费浏览系统评价的摘要，只有注册并付费的用户才能获取全文。

Database of Abstracts of Reviews of Effects（疗效评价文摘库，DARE）：收录非 Cochrane 协作网成员发表的系统评价的摘要，是对 Cochrane 系统评价的补充，由英国约克大学的国家卫生服务部评价和传播中心提供。DARE 的特点是其系统评价的摘要包括了作者对系统评价质量的评估，但它只收集了评论性摘要、题目及出处，没有全文，而且不一定符合 Cochrane 系统评价的要求。

Cochrane Central Register of Controlled Trials（Cochrane 对照实验注册资料库，CENTRAL）：收录协作网各系统评价小组和其他组织的专业临床试验资料以及来自 Medline 和 EMBas。书目数据库中的对照试验文章。仅提供标题、来源和摘要，不提供全文。

Cochrane Methodology Register（Cochrane 方法学注册库，CMR）：Cochrane 方法学注册库主要收录有关临床对照试验方法和系统评价方法学的相关文献的书目信息。信息来源包括期刊文献、图书和会议录等。这些文献来源于 Medline 数据库和人工查找所得。

Health Technology Assessment Database（卫生技术评估数据库，HTA）：卫生技术评估数据库由英国约克大学（CRD）编制，收集来自国际卫生技术评估协会网（INHTA）和其他卫生技术评估机构提供的已完成和正在进行的卫生技术评估。

NHS Economic Evaluation Database（卫生经济学评估数据库）：英国国家卫生服务系统卫生经济学评估数据库由英国约克大学的证据评价与传播中心建立，收录成本效益、成本效能的分析等有关卫生保健的经济学评价的文献摘要，协助决策者基于经济学评价证据，制定高质量的临床决策和卫生政策。

2.检索途径和方法

登录主页可见，网站不仅提供 CL 最近一期的内容，还提供浏览和检索 2 种方式供用户查找 CL 的所有资源。检索方式包括基本检索、浏览检索、高级检索、主题同检索及检索管理功能。

CL 的浏览：针对不同的资源提供不同的浏览方式。如 Cochrane Reviews 提供按照 Topic、Review Group、Highlighted Reviews 及 View Current Issue 等浏览方法，还可以对不同的数据库来源进行浏览。

基本检索：基本检索一般用于查找比较简单的课题，如检索词较少、无须限定检索年限等。检索时可以在首页上方的输入框中输入检索词 / 式，点击检索按钮进行检索。系统默认在所有数据库的题名、摘要、关键词字段中检索，并在所有数据库中进行检索。

高级检索：高级检索允许最多同时输入 5 个检索词，提供逻辑运算符 AND、OR、NOT 和检索字段的选择。下拉菜单中系统提供的检索字段包括 Search All Text、Record Title、Author、Abstract、Keywords、Title/Abstract/ Keywords、Tables、Publication Type、Source、DOI 和 Accession Number 共 11 个。

点击检索输入框下方的"Search Limits"链接，可对相关功能进行限定，如列出了 CL 的所有数据库供用户选择，另外还有记录状态和检索年限的限定。

MeSH 检索：MeSH 是 Medline 数据库的主题词表，它以树型结构揭示主题词之间的族性关系，可以提高信息检索的查全率和查准率。CL 的 MeSH 检索是利用 MeSH 词表来提高检索效率，获得更全更相关的证据。

MeSH 检索界面中，在"Enter MeSH Term"检索词输入框内输入检索词，如"Back pain"，点击"Lookup"，即可查看对于该词的定义"Definition"和 MeSH 树。"Explode all trees"是扩展 MeSH 树进行检索，"Single MeSH terms（unexploded）"是只检索已选择的某一主题词。"Explode selected trees"可以选择上位主题词或下位主题词等多个主题词进行检索。

（二）Best Practice

Best Practice 是《英国医学杂志》出版集团 BMJ 于 2009 年初推出的全新的循证医学在线临床决策支持工具，它完全整合了 Clinical Evidence "临床证据"中的临床治疗证据；还增添了由全球知名权威学者和临床专家执笔撰写的，以个体疾病为单位，涵盖基础、预防、诊断、治疗和随访等各个关键环节的内容，尤其收录上千种的临床疾病和上万种的诊断方法，以及 3 000 多项的诊断性检测和 4 000 多篇的诊断和治疗指南，均有比较高的参考价值。

Best Practice 的检索方式包括"搜索题名"和"按疾病浏览"。疾病概述包括对患有该病的病人的完整临床管理信息：精粹、基础、预防、诊断、治疗、随访和文献资料。检索界面顶部的导航区域可以实现各部分内容的跳转，快速查找所需信息。例如，在 Best Practice 数据库中查找治疗方案证据时，可选择不同检索方式，输入疾病名称，然后选择类似的研究对象类型，确认患者群，最后查看证据推荐的治疗方案及其具体内容，从而进一步调整治疗决策。

（三）临床实践指南

1.美国国家指南交换中心

美国国家指南交换中心（NGC），是由关国 Agency for Healthcare Research & Quality. American Medical Association 和 American Association of Health Plans 主办的循证医学临床实践指南数据库，可提供全文，并提供检索、浏览和多个实践指南的比较等功能。

NGC 的检索分为基本检索、浏览检索和高级检索 3 种模式，每周更新。

2.英国国家临床优化研究所

英国国家临床优化研究所（NICE）成立于 1999 年，是一所独立的研究机构，负责制定英国国家临床指南，旨在提高英国卫生保健系统的卫生服务质量。NICE 的循证临床实践指南和其他信息产品有助于减少医学诊疗过程中的不确定性，提供最有效的诊断、治疗和预防的方法。

检索时可选用主页上的直接检索功能，或点击主页上的"Guidance"，针对疾病类型、干预措施类型、发表时间等进行浏览和检索。

（四）其他循证医学证据资源

1.中国生物医学文献数据库（CBM）

中国生物医学文献数据库（CBMdisc）是由中国医学科学院医学信息研究所研制开发的综合性中文医学文献数据库，收录 1978 年以来 1800 多种中国生物医学期刊，以及汇编、会议论文的文献题录 800 余万篇，是检索国内生物医学资源的主要工具之一，全部题录均进行主题标引和分类标引等规范化加工处理。它检索入口多，检索功能完备，尤其是多种词表辅助检索功能对检索循证医学证据有较大帮助。目前，年增文献 50 余万篇，每月更新。

2.PubMed

PubMed 数据库隶属于美国国立医学图书馆（NLM）的国家生物技术信息中心（NCBD），是生物医学领域权威的数据库。在 PubMed 中，针对循证医学证据的检索提供了多种方法。下面主要介绍 2 种方法。

通过定制功能进行限定：在输入框中输入检索词后，如"Diabetes"，可以通过左侧导航区域"Article types"下面的"Customize"按钮，对文献类型进行定制筛选。选项卡中包括所有文献类型，如 Clinical Trial、Meta-Analysis、Practice Guideline 和 Randomized Controlled Trial、Systematic Reviews 等类型可供选择。选中后点击"show"，所选的文献类型便显示在导航区域中。选中指定文献类型后，系统将从之前的结果中自动筛选出符合要求的检索结果。

通过 Clinical Queries：采用检索过滤器，由有关专家在检索系统中预设了针对有关临床问题的检索策略。只需在输入框中输入疾病名称或干预手段等检索词，然后点击"Search"，即可获取涉及临床的 Etiology、Diagnosis、Therapy、Prognosis 或 Clinical prediction guides 等类型的系统评价、Meta- 分析、临床试验、指南等循证医学类证据。

3.TRIP Database

TRIP（Turning Research Into Practice）意为将研究结果运用于实践，该网站于 1997 年正式运行，收录多个高质量医学信息资源，既可直接检索高质量的二次研究证据，也可检索原始研究证据。用户直接输入检索词，即可进行简单检索，TRIP 同时提供高级检索方式。

第四节　药学文献信息资源检索

一、药学文献信息检索概述

（一）药学文献信息检索的内涵

药学主要研究药物的来源、炮制、作用、分析、生产、保管和寻找新药等，包括药剂学、药物化学、药理学、药事管理学、生药学和中药学等，是一门综合与交叉学科，与人民生命健康息息相关，对人类生存繁衍、提高人口素质起着极为重要的作用。

药学科学与基础自然科学各学科有着密切的联系，药学与现代信息技术的结合，促进了药学学科的发展，并产生了巨大的社会效益及经济效益。Internet 作为目前世界上最大的信息资源库，拥有无尽的信息资源，其中蕴藏着大量的药学信息。

药学信息包含药学领域所有知识数据，既包括药物信息，也包括与药物简介相关的信息，如疾病变化、耐药性等，还包括药品流通信息、药政信息等，涉及药学科研、生产、临床、教育、管理等诸多方面的有关信息，按信息资源表现形式划分，网络药学信息资源有数据库、网站、电子出版物、动态信息、电子论坛等。

药学信息的检索既需要掌握医学综合性学科的检索工具，例如 PubMed 检索系统、CBMdisc 检索系统、CNKI 全文数据库、Springer 电子期刊等，又需要掌握相关学科的检索工具，例如美国《化学文摘》（SciFinder）、美国《生物学文摘》（BIOSIS）等，还需要掌握专门针对药学专业的检索工具，例如美国《国际药学文摘》《中国药学文摘》等。此外，还需要掌握综合搜索引擎的使用技巧，以及医学和药学专业相关数据库的使用方法。

（二）药学网站分类

网站是因特网在各领域应用的重要载体，集中体现了 Internet 所具有的多数功能。随着因特网的影响日益广泛和深入，互联网上药学网站的发展如雨后春笋，大大促进了药学信息的交流。药学网站按创建者不同，大体可分为以下五类。

1. 学术研究型

学术研究型药学网站是由药学院校、研究院所、图书馆等相关机构设立的专业网站，主要为学术、科学研究及教育服务，提供一些药学科学研究和药学发展方面的信息，有的还设有相关的数据库，此类网站数量不多，但学术性强，对药学学科的发展起着指导和促进作用。

2.公司企业型

公司企业型药学网站是由制药或医药经营企业设立的商业网站。由于互联网商业化功能的驱动，几乎所有较大的制药和医药公司都设立了自己的网站。此类网站数量较多，除了世界著名制药公司的网站内容较为丰富外，其他网站的内容都局限于本单位介绍、产品介绍及药品和物资供求信息等，侧重于广告宣传和药品营销，实用性强，药学科学研究的信息不多。

3.政府机构型

政府机构型药学网站是由政府部门设立的与药学相关的官方网站。随着我国政府对互联网的高度重视，政府有关部门也充分利用互联网的功能建立了药学官方网站，为社会提供相关政策法规、通知公告、新药信息、药品商情等信息。

4.商业服务型

商业服务型药学网站是由网络服务公司与药学机构联合设立的专业网站。此类网站将网络服务公司的网络技术与药学机构的丰富信息资源结合起来，提供大量新颖、实用的药学信息。此类网站信息更新速度快，商业性强，是目前国内提供网络药学信息资源的主力军。

5.个人网站

个人网站是由药学人员建立的个人网站。此类网站比较活跃，网站内容一般是经过编辑加工再现的医药信息，内容虽有重复，但更新快，注重表现个人风格。由于个人能力、财力、精力有限，后续发展受限制，有的与网络服务公司合作，转变为商业网站。

二、数据库应用及检索途径

（一）药学相关的题录文摘型数据库

药学相关的题录文摘型数据库主要有中国生物医学文献数据库（CBM）、中文生物医学期刊文献数据库（CMCC）、中国中医药文献数据库、PubMed数据库、NLM Gateway系统、ISI Web of Science、BIOSIS Preview、ISI Chemistry、SciFinder等。

（二）药学相关的全文型数据库

药学相关的全文型数据库主要有中国期刊全文数据库、万方数据资源系统的数字化期刊、SDOS 全文数据库、SpringerLink 全文数据库、Blackwell Synergy 全文数据库、Swets Wise 全文数据库、EBSCO host 全文数据库、ProQuest Medical Library 全文数据库、cnpLINKer 在线数据库检索系统和联机计算机图书中心 OCLC、FirstSearch 等。另外，通过一些免费期刊，读者也可以获得部分全文，最常用的免费期刊是美国 Science（科学）杂志、High Wire Press 和 Free Medical Journals。除此之外，国家科技图书文献中心中 Current Issue 列出了最新出版物，每月更新一次，可供读者免费浏览全文、免费打印、发送给其他人及发表评论，

（三）专门的药学专业数据库

1.Rxlist 数据库

（1）Rxlist 简介：Rxlist 是美国处方药物索引网上数据库，该数据库含有 5 000 种以上药物，它的一大特点是列出了美国处方药市场每年度前 200 种高频使用药，占美国处方中处方药出现次数的 2/3。对其品种的分析，可以给国内医药工业科技人员带来很多启发，同时，该网站对具体药物有极为详细的介绍，为医院药师快速了解新药市场提供了便利。可以通过 CNKI 知网，查该数据库中文献资料。

（2）检索方法：Rxlist 站点内容无须登录，对每一个品种的访问目前均是免费的：进入 Rxlist 主页后，可在快速检索框中输入药物名称检索相关的药物信息。如药物的商品名和常用名，其中大部分的常用名和商品名可以链接到该药物的详细资料，包括描述、临床药理、适应证、剂量和用法、包装、警告、禁忌、注意事项、副作用、药物相互作用、过量、病人信息等方面。在每一部分的介绍文字中嵌有大量的链接点，对文中涉及的名词术语加以解释。此外，Rxlist 还提供 Advanced Search（高级检索）功能，可以输入药品的商品名、常用名、疾病症状、副作用、在版代码、药物代码（NDC）等，甚至药名片断（词尾模糊部分可用 * 代替，但 * 不可用于词头）进行检索，并支持布尔逻辑算符 AND、OR、NOT。

2.TOXNET

（1）数据库简介：TOXNET 数据库由美国国立医学图书馆（NLM）开发建立，是一个化合物毒性相关数据库系列，目前主要包括毒理学、有害化学物质及其相关领域的九个数据库。TOXNET 主页有三个组成部分：左栏为各数据库列表，中间栏为检索所有数据库区域，右栏为其他 NLM 资源及帮助信息。

TOXNET 各数据库如下。① HSDB：主要内容是具有潜在危险化学药品的毒理学研究、工业卫生、急救处理程序、环境发展及相关领域。所有数据

均来源于核心权威图书、政府公文、技术报告及主要期刊。② IRIS：包含人类健康危险评价数据，由美国环境保护局（EPA）编辑，主要侧重于危险物质鉴定和剂量依赖性评价，EPA 致癌剂分类、个体危险、口服参考剂量和吸入参考浓度，并经 EPA 科学家审评一致通过。③ ITER：提供化学风险评价数据，这些信息来源于美国环境保护局（EPA）、美国毒物与疾病登记局（ATSDR）、加拿大卫生部、荷兰公共卫生与环境研究所等世界权威机构。④ GENE-TOX：由美国 EPA 创建，内容包含由专家审核的药品的基因毒理学文献数据。⑤ CCRIS：由 NCI 发展至今，包含有关化学药品的致癌性、诱变性、肿瘤生成、肿瘤抑制等数据信息。数据来源于主要期刊、NCI 报告并由精通致癌作用及诱变作用的专家审核。⑥ TOXLINE：收集了美国国立医学图书馆在线书目信息的扩展部分，涉及药物及其他化学药品的生物化学、药理学、生理学及毒理学作用，引用书目信息包含了文摘、检索关键词及 CAS 登录号。TOXLINECORE 数据库收录许多毒理学期刊文献，是生物医学文献数据库 Medline 的较大分支。⑦ DART/ETIC：是有关毒理学的书目数据库。它涉及了畸胎学及毒理学，包含从 1965 年至今的参考文献。由美国环境保护组织国家环境健康科学组织毒理学研究中心及 NLM 提供资金。⑧ TRI：内容包括每年排放到环境中的有毒化学药品量。此数据由 EPA 收集提供。数据包括空气、水和土地，而且包括废弃物的转移处理方法及资源减少及再利用。⑨ ChemlDplus：包含化学物质记录，其中大部分都有化学结构式，并提供许多相关数据库的链接。

（2）检索方式：可以检索单个、若干个或所有数据库。检索所有数据库时，显示每一个 TOXNET 数据库中命中记录数并可单击浏览每一条检索结果。而且此数据库具有很好的交互性，是链接到其他具多用途检索特征专业数据库和 NLM 资源的起点。不论何种检索方式，用户均可在检索框中输入化学物质名称、数字、CAS 登记号、词（组）等检索词。除基本检索外，系统还支持截词检索，利用双引号（""）实施短语的精确检索及支持逻辑组配检索功能。

3.CancerLit（癌症文献数据库）

（1）数据库简介：CancerLit 始创于 20 世纪 60 年代，由美国国立癌症研究所（NCI）国际癌症信息中心负责制作，是世界重要的癌症医学文献题录型数据库。其收录范围主要包括 1963 年至今的实验与临床癌症的治疗信息，化学、病毒等与癌症病因相关因素信息及致癌物质运行机制和与癌症有关的生物化学、免疫学、生理学、诱导有机体突变的物质、生长素的研究等信息。其数据主要来源于各种生物医学期刊、图书、政府报告、会议论文、学位论文及研究报告等相关资料。

（2）CancerLit 检索方法

① NCI Publications：该页面主要提供 NCI 出版物的浏览和检索：CancerLit 将其出版物按一定的类别进行了分类，如肿瘤类型，治疗方式、临床试验、营养、遗传、肿瘤处理、危险因素、吸烟等。此外，还可通过输入检索词的方式检索其出版物中有关内容。

② Cancer Literature in PubMed：点击 "Cancer Literature in PubMed" 链接，系统进入 PubMed 癌症相关文献检索页面。该页面主要提供两种检索范围，一种是将检索范围限制在 PubMed 癌症相关文献中，另一种是限制在 PubMed 收录的全部文献中。点 "Cancer Topic Searches" 链接，系统进入癌症主题检索界面。CancerLit 对癌症进行了分类，目前共分 17 大类，即艾滋病相关肿瘤、乳腺肿瘤、肿瘤遗传学、心血管肿瘤、内分泌肿瘤、胃肠肿瘤、妇科肿瘤、头颈肿瘤、白血病 / 淋巴癌、男性生殖系统肿瘤、转移癌、神经系统肿瘤、肉瘤、皮肤癌 / 黑色素瘤、胸部肿瘤、烟草及泌尿系统肿瘤。点击选定类别，即可实现对某种或某些癌症相关文献的检索。

③ Other Resources.PDQ（Physician Data Query）：主要提供临床试验方面的资料，检索时可对肿瘤类型、试验类型（治疗、筛选、遗传、支持性护理、预防及诊断等）进行限定，并可输入邮政编码，将试验数据限制在该地区某一范围内，并提供其他重要癌症文献相关网站链接。

4.MedlinePlus Drug Information

MedlinePlus 是美国 NLM 开发的信息检索系统，包括 Health Topics、Drug Information、Encyclopedia、Dictionary、News、Directories、Other Resources 七个部分，其中 Drug Information 是一个药品信息数据库，数据来源于《美国药典药物信息分册》（USPDI），有 9000 多种处方药和 OTC 药的详细资料。按照药品的通用名或者商品名的首字母浏览，可查到药品的商品名、类别、一般介绍、药物作用、应用范围、适应证、用药前后注意事项及药物副作用等内容。

5. 其他药学数据库

（1）MicroMedex 医药信息系统。MicroMedex 公司主要提供药品、毒理学、药理学、急诊医学、临床用药等方面的电子信息产品。MicroMedex 医药信息系统由来自 20 多个国家的 450 名临床专家编辑，其信息来源于世界 3000 多种医学期刊及多个著名临床医学专家、药品制造商、药剂咨询中心、有毒物质控制中心等。每条信息均由临床医师、临床毒物专家、药剂师、护士等专业人员经过严格的评价、整理、编译而成，准确性高，时效性强。目前，该系统已成为全世界医务人员广泛使用的信息资源系统。

（2）Bentham Science 数据库。Bentham Science 出版公司，作为全球范围内主要的科技和医学出版商之一，出版106种期刊和200多种开放式阅读期刊及相关纸本和在线图书，为从事药物学、生物医学及医学研究的人员提供最新的信息。

（四）FDA 药物信息

美国食品与药品管理局（FDA）为直属于美国健康及人类服务部管辖的联邦政府机构，其主要职能为负责对美国国内生产及进口的食品、膳食补充剂、药品、疫苗、生物医药制剂、血液制剂、医学设备、放射性设备、兽药和化妆品进行监督管理。其官方网站具备较高的知名度和权威性。管理局的日常行政、公告、会议、资料等均可在网站上查询，是医药工作者不可或缺的重要信息来源。

1.FDA 网站资源简介

FDA 主页网站内容丰富，其上方提供的索引（A-Z Subject Index）可供快速查找信息；其左侧栏目提供了 FDA 重要的信息资源，包括食品，药品，医疗器械，疫苗、血液和生物制品，动物与兽医，化妆品，以及辐射产品等七类产品。

2.Drugs

点击"Drugs"，进入药品网页，主要栏目有应急准备、药品认证数据库、药物安全和可用性、药品开发与审批程序和指导、管理和监督管理信息等。

其中药品认证数据库最常用，该页面包括如下信息：

（1）不良反应报告系统（AERS）：包括在美国上市后安全监测计划的所有批准的药物和治疗的生物产品。

（2）具有同等药效的批准药物产品——橙皮书：包括 FDA 根据法律批准的药物产品。这是 FDA 网站的涉及药学最精华部分，是新药研究工作者最关心的部分。该栏目更新很快，且系统、权威而全面。进入橙皮书网页后，可以根据5个途径来检索：活性成分、专有名、申请人、申请号和专利。选择某个途径后，页面还提供了二次选择，如 Rx（处方药）、OTC（非处方药）等检索得出药物品种的较具体情况．包括活性成分、剂型、用药途径、专有名、申请人、剂量、申请号、产品号、批准日期、专利排他性、治疗等效性代码等。

（3）生物研究监测信息系统（BMIS）：包含提交给美国食品药品监督管理局确定的临床调查，合同研究组织和机构审查委员会参与进行研究性新药研究与人类研究的药物。

（4）临床调查员检查名单（CILIIL）：包含姓名、地址以及其他相关信息。

（5）溶解方法数据库：提供在美国药典中没有的溶解测试方法以外的溶解方法。

（6）制药公司年度注册信息：通过药物公司的注册资料查找有关信息。

（7）FDA 批准药物数据库：包括 FDA 批准的处方药品、非处方药品和生物治疗产品。

（8）获得批准药物中无效成分数据库：常见问题解答：提供无活性成分在 FDA 批准的药物产品中的信息。

（9）国家药物代码目录：查找新的国家药品代码。

（10）市后的要求和承诺：提供公众对上市后的要求和承诺的信息。

（11）批准药品信息：包括 FDA 处方药品的批准信息。

（五）国家药品监督管理局数据库

国家药品监督管理局负责对药品（包括中药材、中药饮片、中成药、化学原料药及其制剂、抗生素、生化药品、生物制品、诊断药品、放射性药品、麻醉药品、毒性药品、精神药品、医疗器械、卫生材料、医药包装材料等）的研究、生产、流通、使用进行行政监督和技术监督；负责食品、保健品、化妆品安全管理的综合监督、组织协调和依法组织开展对重大事故查处；负责保健品的审批。网站内容十分丰富，包括新闻动态、法律法规、通知公告、年度报告、办事指南、信访纪检、药品安全等各类专题、数据查询等等。

该网站提供了药品、医疗器械、化妆品、广告等多个数据库。药品数据库包括：国产药品、药品注册补充申请备案情况公示、国家基本药物、国产药品商品名、药品注册相关专利信息公开公示、临床前研究单位备案名单、注销或撤销批准文号国产药品、申请人申报受理情况、药物临床试验机构名单、进口药品、药品注册受理信息、药品生产企业、进口药品商品名、批准临床研究的新药、GMP 认证，注销或撤销注册证号进口药品、药品注册批准信息、药品经营企业、批准的药包材、药品注册批件发送信息、GSP 认证、中药保护品种、OTC 化学药品说明书范本、OTC 中药说明书范本、药品行政保护和基本药物生产企业入网目录等。医疗器械数据库包括：国产器械、医疗器械生产企业、医疗器械分类目录、进口器械、医疗器械经营企业、医疗器械标准目录和医疗器械检测中心受检目录等。化妆品数据库包括：国产化妆品、进口化妆品和国产非特殊用途化妆品备案检验机构等。广告数据库包括：药品广告、医疗器械广告、可发布处方药广告的医学药学专业刊物名单等。此外，还包括互联网药品信息服务、互联网药品交易服务和执业药师资格人员名单三个数据库。

这些数据库的检索分为快速查询和高级查询两种方式，用户根据页面提示，在一项或者多项中输入关键词进行检索。

第五节　生物信息数据库检索

一、生物信息数据库概述

生物信息学是 20 世纪后期兴起的一门新的交叉学科，涉及生物学、数学、计算机科学等学科。1995 年，美国人类基因组计划（HGP）的总结报告中给生物信息学的定义为：生物信息学是包含生物信息的获取、处理、贮存、分发、分析和解释的所有方面的一门学科，它综合运用数学、计算机科学和生物学的各种工具进行研究，目的在于了解大量的生物学意义[①]。

生物信息学研究包含基因相关信息和数据库的算法两大领域。生物信息数据库的算法主要用来比较、分析有关生物信息，便于从众多分散的生物学观测数据中获得对生命运行机制的详细和系统的理解。目前涉及的课题较多，主要有：序列比对，比较两个或两个以上序列的相似性或不相似性；结构比对，比较两个或两个以上蛋白质分子空间结构的相似性或不相似性，利用归纳和演绎对蛋白质二级和三级结构进行预测；计算机辅助蛋白质编码基因识别，给定基因组序列后，正确识别基因的范围和在基因组序列中的精确位置；序列重叠群装配；DNA 语言研究和非编码区分析；蛋白质组学数据分析；分子进化和比较基因组学；基于结构的药物设计；基因芯片设计等。

数据是医学生物信息学的基础，建立以疾病为中心，贯穿病理、药理、基因、蛋白、调控等方面数据的数据库是医学生物信息的核心。数据库中的生物信息的主要内容，各种数据库几乎涵盖了生命科学的各个领域。生物信息数据库有数百种之多，可以分为一级数据库和二级数据库。一级数据库的数据都直接来源于实验获得的原始数据，只经过简单的归类整理和注释；二级数据库是在一级数据库，实验数据和理论分析的基础上针对特定目标衍生而来，是对生物学知识和信息的进一步整理。国际上著名的一级核酸数据库有 GenBank 数据库.EMBL 核酸库和 DDBJ 库等；蛋白质序列数据库有 SWISs–PROT、PIR 等；蛋白质结构库有 PDB 等。国际上二级生物学数据库非常多，它们因针对不同的研究内容和需要而各具特色。

---

① 　刘昭. 生物信息学中的计算机技术应用 [J]. 科学技术创新，2018（10）：67.

国外具有影响的三个大型可共享的公共数据库存储着大量的核酸和蛋白质序列，它们分别是位于 Bethesda 美国国家生物技术信息中心（NCBI）的 GenBank、日本的 DNA 数据库（DDBJ），以及由英国的欧洲生物信息研究所（EBI）所维护的 EBML-Bank 数据库。1988 年 EMBL-Bank、GenBank 与 DDBJ 共同成立了国际核酸序列联合数据库中心（简称 INSDC）。这三个数据中心各自搜集世界各国有关实验室和测序机构所发布的序列数据，而且每天都将新发现或更新过的数据通过计算机网络进行交换，以保证这三个数据库序列信息的完整性。因此，对特定的查询，三个数据库的响应结果是一样的。为满足需要，还有一些公司还开发了商业数据库，如 MDL 等。

二、数据库应用及检索

（一）基因和基因组数据库

NCBI 是一个多学科的研究小组，由计算机科学家、分子生物学家、数学家、生物化学家、实验物理学家和结构生物学家等组成。GenBank 库是由美国国立生物技术信息中心（NCBI）1982 年建立和维护的，收录几乎所有已知的核酸和蛋白质序列，序列来源于所有公开的、可获取的 DNA 序列，包括测序工作者提交的序列数据、测序中心提交的大量 EST 序列和其他测序数据，以及与其他数据机构协作交换的数据。GenBank 是 NIH 遗传序列数据库，在世界各国可以公开获得的 DNA 序列的简要描述，如它的科学命名、物种分类名称、参考文献、序列特征表及序列本身。GenBank 同日本和欧洲分子生物学实验室的 DNA 数据库共同构成了国际核酸序列数据库合作组织。这三个组织每天交换数据。GenBank 以指数形式增长，核酸碱基数目大概每 14 个月就翻一倍。最近，GenBank 拥有来自 47 000 个物种的 30 亿个碱基。其中 56% 是人类的基因组序列（所有序列中的 34% 是人类的 EST 序列）。

孟德尔人类遗传（OMIM），包括三维蛋白质结构的分子模型数据库（MMDB），唯一人类基因序列集合（UniGene），人类基因组基因图谱，分类学浏览器，同癌症研究所合作的癌症基因组剖析计划（CGAP）。

Entrez 是 NCBI 为用户提供整合的访问序列、定位、分类、结构数据的搜索和检索系统。Entrez 同时也提供序列和染色体图谱的图形视图。Entrez 是一个用以整合 NCBI 数据库中信息的搜寻和检索工具。这些数据库包括核酸序列、蛋白序列、大分子结构、全基因组和通过 PubMed 检索的 Medline。Entrez 的一个强大和独特的特点是具有检索相关的序列、结构和参考文献的能力。杂志文献通过 PubMed 获得，PubMed 是一个网络搜索界面，可以提供对在 Medline 上的杂志引用的访问，包含了链接到参与的出版商网络站点的全文文章。

（二）蛋白质数据库

1. PDB

蛋白质数据仓库（PDB）是国际上唯一的生物大分子结构数据档案库，由美国 Brookhaven 国家实验室建立。PDB 收集的数据来源于 X 光晶体衍射和核磁共振（NMR）的数据，经过整理和确认后存档而成。目前 PDB 数据库的维护由结构生物信息学研究合作组织（RCSB）负责。RCSB 的主服务器和世界各地的镜像服务器提供数据库的检索和下载服务，以及关于 PDB 数据文件格式和其他文档的说明。使用 Rasmol 等软件可以在计算机上按 PDB 文件显示生物大分子的三维结构。

2. SWISS-PROT

SWISS-PROT 是经过注释的蛋白质序列数据库，由欧洲生物信息学研究所（EBI）维护。数据库由蛋白质序列条目构成，每个条目包含蛋白质序列、引用文献信息、分类学信息、注释等，注释中包括蛋白质的功能、转录后修饰、特殊位点和区域、二级结构、四级结构、与其他序列的相似性、序列残缺与疾病的关系、序列变异体和冲突等信息。SWISS-PROT 中尽可能减少了冗余序列，并与其他 30 多个数据库建立了交叉引用，其中包括核酸序列库、蛋白质序列库和蛋白质结构库等。利用序列提取系统（SRS）可以方便地检索 SWISS-PROT 和其他 EBI 的数据库。SWISS-PROT 只接受直接测序获得的蛋白质序列，序列提交可以在其 Web 页面上完成。

3. COG

蛋白质直系同源簇（COGs）数据库是对细菌、藻类和真核生物的 21 个完整基因组的编码蛋白，根据系统进化关系分类构建而成的。COG 库对预测单个蛋白质的功能和整个新基因组中蛋白质的功能都很有用。利用 COGNI-TOR 程序，可以把某个蛋白质与所有 COGS 中的蛋白质进行比对，并把它归入适当的 COG 簇。COG 库提供了对 COG 分类数据的检索和查询，基于 Web 的 COGNITOR 服务，系统进化模式的查询服务等。

4. PROSITE

PROSITE 数据库现由瑞士生物信息学研究所 SIB 维护，收集了生物学有显著意义的蛋白质位点和序列模式，并能根据这些位点和模式从而推测出一个未知功能的蛋白质序列可能属于哪一个蛋白质家族。有的情况下，某个蛋白质与已知功能蛋白质的整体序列相似度很低，但由于功能的需要保留了与功能密切相关的序列模式，这样就可能通过 PROSITE 找到隐含的功能 motif，因此 PROSITE 是序列分析的有效工具。PROSITE 中涉及的序列模式包括酶的催化位点、配体结合位点、与金属离子结合的残基、二硫键的半胱氨酸、与小分子或其他蛋白质结合的区域等；除了序列模式之外，PROSITE 还包括由多序列比对构建的 profile 能更敏感地发现序列与 profile 的相似性。PROSITE 的主页上提供各种相关检索服务。

5. PIR 和 PSD

PIR 是由美国生物医学基金会 NBRF 于 1984 年建立的，其目的是帮助研究者鉴别和解释蛋白质序列信息，研究分子进化、功能基因组，进行生物信息学分析。PIR 提供一个蛋白质序列数据库、相关数据库和辅助工具的集成系统，用户可以迅速查找、比较蛋白质序列，得到与蛋白质相关的众多信息。目前，PIR 已经成为一个集成的生物信息数据源，支持基因组研究和蛋白质组研究。

6. SCOP

蛋白质结构分类（SCOP）数据库是由英国医学研究委员会（简称 MRC）的分子生物学实验室和蛋白质工程研究中心开发和维护。该数据库对已知三维结构的蛋白质进行分类，并描述了它们之间的结构和进化关系，把蛋白质分成许多层次，但通常将它们分成家族、超家族和折叠类型。当然，不同层次之间的界限并不十分严格，但通常层次越高，越能清晰地反映结构的相似性。SCOP 还提供一个非冗余的 ASTRAIL 序列库，这个库通常被用来评估各种序列比对算法。此外，SCOP 还提供一个 PDB-ISL 中介序列库，通过与这个库中序列的两两比对，可以找到与未知结构序列远缘的已知结构序列。

（三）功能数据库

1. KEGG 数据库

KEGG（京都基因与基因组百科全书）是基因组破译方面的数据库。在后基因时代一个重大挑战是如何使细胞和有机体在计算机上完整地表达和演绎，让计算机利用基因信息对更高层次和更复杂细胞活动和生物体行为做出计算推测。为达到此目的，人们建立了一个在相关知识基础上的网络推测计算工具。在给出染色体中一套完整的基因的情况下，它可以对蛋白质交互（互动）网络在各种细胞活动中起的作用做出预测。

2. TRRD 数据库

转录调控区域数据库 TRRD 是由俄罗斯科学院细胞和遗传学研究所建立的。TRRD 是一个关于基因调控信息的集成数据库，该数据库搜集真核生物基因转录调控区域结构和功能的信息。每一个 TRRD 的条目对应于一个基因，包含特定基因各种结构和功能特性。

3.DIP 数据库

相互作用的蛋白质数据库（DIP）收集了由实验验证的蛋白质相互作用。数据库包括蛋白质的信息、相互作用的信息和检测相互作用的实验技术三个部分。用户可以根据蛋白质、生物物种、蛋白质超家族、关键词、实验技术或引用文献来查询 DIP 数据库。

4.TRANSFAC 数据库

TRANSFAC 数据库是关于转录因子、它们在基因组上的结合位点和与DNA 结合的 profiles 的数据库。TRANSFAC 及其相关数据库可以免费下载，也可以通过 Web 进行检索和查询。

除了以上提及的数据库之外，还有许多专门的生物信息数据库，涉及了目前生命科学研究的各个层面和领域，国内也有一些公司开发国产汉化基因数据库及分析管理系统。

5.ASDB 数据库

可变剪接数据库（ASDB）包括蛋白质库和核酸库两部分。ASDB（蛋白质）部分来源于 SWISS-PROT 蛋白质序列库，通过选取有可变剪接注释的序列，搜索相关可变剪接的序列，经过序列比对、筛选和分类构建而成。ASDB（核酸）部分来自 GenBank 中提及和注释的可变剪接的完整基因构成。ASDB 数据库提供了方便的搜索服务。

（四）人类基因组数据库

人类基因组数据库（GDB）于 1990 年初建于美国约翰·霍普金斯大学，以支持国际合作的人类基因组计划，是一个专门汇集存储人类基因组数据的数据库，其中包括了全球范围内致力于人类 DNA 结构和 100 000 种人类基因序列研究的分析成果。对从事相关领域的研究人员具有重要的参考作用。GDB的目标是构建关于人类基因组的百科全书，除了构建基因组图谱之外，还开发了描述序列水平的基因组内容的方法，包括序列变异和其他对功能和表型的描述。目前 GDB 中有：①人类基因组区域（包括基因、克隆、PCR 标记、断点、细胞遗传标记、易碎位点、EST 序列、综合区域和重复序列）；②人类基因组图谱（包括细胞遗传图谱、连接图谱、放射性杂交图谱、contig 馆图谱和综合图谱等）；③人类基因组内的变异（包括突变和多态性，加上等位基因频率数据）。GDB 数据库以对象模型来保存数据，提供基于 Web 的数据对象检索服务，用户可以搜索各种类型的对象，并以图形方式观看基因组图谱。

（五）EMBL 核酸序列数据库

EMBL 核酸序列数据库由欧洲分子生物学实验室于 1982 年创建，其名称也由此而来，目前由欧洲生物信息学研究所（EBI）负责管理，由于与 GenBank 和 DDBJ 的数据合作交换，并通过计算机网络每天都将新发现或更新过的数据进行交换，保证了这三个数据库序列信息的完整性。该数据库由 Oracal 数据库系统管理维护，查询检索可以通过因特网上的序列提取系统（SRS）服务完成。向 EMBL 核酸序列数据库提交序列可以通过基于 Web 的 WEBIN 工具，也可以用 Sequin 软件来完成。

第六节　图谱信息资源检索

一、医学图谱信息资源概述

图谱主要以图像与文字来表现实体，特点是直观、形象、简明清晰。医学图谱是用图像配以文字来表现医学实体、表达操作规程或反映疾病的地理分布情况。医学图谱品种繁多，主要有医药图谱（包括解剖图谱、病理组织学图谱、细胞图谱、诊断图谱、寄生虫图谱、手术图谱、药物图谱）、医学地图集、医学大事年表、医学专用表等，用于查找医学图片、实物照片、医林人物肖像等资料。网络图谱与印刷本图谱相比具有容量大、可检索、可交换操作等优点，图像更加形象直观.在线医学图谱是因特网上描述医学实体的图像数据库。有些图谱采用了多媒体技术，使得图像能够动态显示，对于解剖学、病理学、放射学等的教学和研究帮助极大。网上医学图谱资源主要有实体相片、计算机模拟图片、显微镜下图片、各种放射学图谱等，按内容可分为解剖学、生理学、病理组织学、寄生虫学、内科疾病、外科手术、内镜、眼科学、放射学、综合类等，涉及医学基础和临床各学科。近年来，随着数字化技术的应用普及，在线医学图谱的数量剧增，品种繁多，已成为医学生和医务人员重要的学习参考资源。

二、数据库应用及检索途径

（一）可视人计划

可视人计划（VHP）由美国国立医学图书馆（NLM）在 1986 年首先提出，旨在建立一个医学图像图书馆，供生物学工作者使用。经过 3 年的论证，1989

年正式确定建立一个完整的男性和女性的测量体积数据的数字图像数据集，即可视人计划。它是人类第一个网上数字化图像文库，提供了人体横断面、冠状面和矢状面数字化解剖图谱、MRI 图像和 CT 图像。

用户使用可视人图谱库要与美国国家医学图书馆签署协议，说明使用此图谱的目的，方可免费从因特网上下载并使用，目前已有 43 个国家的 1 400 多个用户签订了该图谱库的使用协议。在 NLM 网站的相关页面中介绍了获得使用可视人数据集的授权许可的方法。

（二）中国数字化可视人体数据集

可视人体技术是将无数个人体断面数据信息在计算机里整合重建成人体的三维立体结构图像，构成人体形态学信息研究的实验平台，它将为医学、生命科学等的研究和应用提供基础与技术支撑，为人类的病因研究、疾病诊断和治疗等提供精确量化的计算模型，为新药开发和外科手术方案提供参考数据。可视人的出现将有助于解决这些难题，是人类借助计算机技术认识自身之谜的重大进步。可视人的生物数据和人相同，科学家将数据、生物物理和其他模型以及计算法整合成一个研究环境，然后在这种环境中观察人体对外界刺激的反应。有了可视人，人们可以事先准确模拟各种复杂的外科手术、美容手术，以及预测术后的效果，可以利用数字化可视从这一实验平台，进行人造器官的研究、设计、改进和创新手术器械。

数字化可视人体数据集主要运用于临床医学，开展无法在自然人身上进行的一系列诊断与治疗研究，也可应用于生物学、航天、航空、军事、建筑、影视、教育、艺术、体育、信息等多个领域，对人类科技发展和进步具有重大的社会应用价值。

每个数据集下包括 CT 图片、MRI 图片、3D 模型库、超声等图片，这些数据集可以单独或联合检索。

（三）全脑图谱

全脑图谱是 1995 年由哈佛大学医学院和麻省理工学院的科学家创建的中枢神经系统影像资源库，把脑的正常和病理结构图像（MRI、CT、核医学影像、血管解剖）与临床信息整合在一起，比较全面地介绍了正常脑图和一些常见疾病的脑图，其最大优点是可以随意动态截取断层观看各层特征，还辅有临床实例介绍，用户主要通过分类浏览的方式来逐级查看图谱。"全脑图谱"的主体内容分五个部分：Normal Brain（正常脑）、Cerebrovascular Disease（stroke or "brain attack"）（脑血管疾病），Neoplastic Disease（brain tumor）（脑肿瘤）、Degenerative Disease（退行性病变）、Inflammatory or Infectious Disease（炎症或感染性疾病）。例如，从 Normal Brain 部分的 Top 100 Brain Structures 链接，得到 100 个（实际为 106 个）正常人脑不同部位结构名称一览。点击其中的脑部位结构名称，可得到有文字标注的特定部位系统的脑横断面图像，在脑疾病影像中，除可用不同成像技术观察不同的脑部位，还可观察到发病后不同时间（包括用药前后或手术前后）采集到的不同脑病理影像，因为有些影像数据集是按一定时间间隔采集而来的。

（四）在线皮肤病学图谱

在线皮肤病学图谱由德国皮肤病学家 Thomas L. Diepgen 和计算机科学家 Andreas Bittorf 于 1994 年研制开发，是一个含有图谱、疾病定义、疾病名称同义词、UMLS 术语、征询调查、相关网站链接等信息的皮肤病学教学数据库。其主页上有三个检索入口，即关键词检索、按字顺进入和按人体部位进入。按人体部位进入图谱，无文字注释，供复习测试用，通过关键词检索可快速得到所需要的图谱。

（五）日内瓦医学教育研究基金会

日内瓦医学教育研究基金会提供了大量医学图谱供大家查阅，可以免费下载。检索入口是"Databases, Links"（数据库和各种链接）→ "Images"（图像）。

（六）HONmedia 医学图片和视频数据库

它是由瑞士健康在线基金会资助的一个免费医学信息门户网站。HONmedia 除了提供医学新闻、会议等媒体信息栏目以外，还专门设有医学图片栏目，是维护着一个拥有医学图片和视频的数据库，全部图片和视频都采用 MeSH 标引。该数据库并不在本地服务器中保存所有图片和视频，而是对最初提供图片的作者所提供的地址做一个链接，作者有权利随时修改或者删除图片信息，因此从这种意义上来说，该库的资源具有不稳定性。所以，在链接 HONmedia 的医学图片和视频资源时，应注意及时记录和保存。用户可以按照主题词字母顺序来浏览特定主题词下的图片和图谱，也可以在检索提问框内输入主题词或关键词来检索，还可以按照网站提供的主题分类浏览的步骤依次检索；首先在下拉列表中选中分类（包括解剖、有机体、疾病、化学品和药物、分析诊断和治疗技术、神经和精神病学、生物学等），接着在出现的下拉列表中选择二级分类，比如解剖学下就包括各个器官系统的 11 个二级分类，最后一步就是直接选择具体的主题词，查看该主题词下的图片或视频及其文字说明。

（七）口腔病理图谱

进入该网站的主页需选择浏览平台 Macintosh 或 Windows，用户根据自己使用的操作系统进行选择。进入下一个窗口后，左侧是各种口腔疾病的索引，点击左侧的疾病，右侧的窗口就会显示相关疾病的图片和病理学图谱，点击上面窗口的小图片可以在下面的窗口中获得放大的图片及注释。

（八）CNKI 中国知网在线医学图谱

CNKI 中国知网在线医学图谱是全球最大的医学图谱在线服务网站，提供有关解剖、生理、病理、药理、生化、中药等方面的医学图片和照片，并附文字说明，所收录的医学图谱均为权威专家所编写。其检索途径有关键词检索、高级检索和书目索引等。

（九）大众医药网医学图谱

大众医药网医学图谱是国内较有名的医学网站之一，该网站提供大量医学图谱相关资料、包括中草药图谱、手术图谱、系统解剖图谱和皮肤病与性病图谱，涉及系统解剖学、局部解剖学、病理学、微生物学、普通外科学、骨科学、神经外科学、妇产科学、耳鼻喉科学、眼科学、儿科学、中医学、皮肤性病学、肿瘤学等，并有相当丰富的药学知识，功能比较齐全，值得借鉴。网站上多数图谱为手工绘制。

（十）"生物谷"网站的图库专业平台

它有丰富的医学图谱资源，以栏目导航的形式提供，子栏目包括医学影像学图谱、疾病图谱、外科手术图解、皮肤病性病图谱、解剖图谱、组织学图库、病理学图库、心血管图库、检验学图库、寄生虫学图库、微生物图库、中医学图库等。此外，还设有绿色荧光蛋白、细胞凋亡、细胞周期、细胞因子信号、免疫系统信号通路、发育信号通路、中草药图谱、肿瘤信号、细胞代谢等专题栏目。

（十一）"中华骨科网"的骨科专业图像资料库

该数据库包括骨科手术图谱（上肢）、实用骨科解剖图谱、骨科手术图谱（下肢）、长骨骨折内固定图谱、关节镜彩色图谱、关节镜手术彩色图谱、骨肿瘤诊断图谱等内容。该网站定位于骨科医生，需注册后参加该网站的学术交流活动，获得一定积分后才能获取骨科专业图谱。

（十二）Bristol 生物医学图谱数据库

英国 Bristol 大学学习和研究技术学院创建和维护的多媒体数据库（包括文本和图谱），称为 Brisol 生物医学图谱数据库，简称 Bristol BioMed。该数据库有可用于教学目的的医学、口腔学和兽医学方面的图谱可供检索，如 X 线片、照片、组织切片等，全部图谱来自 BRISTOL 大学的各研究所、执业医生及世界各国生物医学院校的捐赠。该图谱数据库的最大特点是全部图谱、说明和教学资源均由生物医学领域的专家采用 MESH（美国医学主题词表）标引，保证了数据库的质量，提高了检索的准确性和一致性。

数据库中的图谱有三种规格，分别是缩小图片、中等大小的图片以及放大图片。缩小的图片可以随便浏览，而要浏览或者下载放大的整幅图片，就必须先注册。数据库的检索方法主要有基本检索、关键词浏览、按图片说明中的术语浏览和高级检索。

（十三）医学影像技术网

在导航栏中，点击"图库"按钮即可进入。主要栏目有：①正常影像标准片鉴赏：常规 X 线标准片鉴赏、X-CT 标准片鉴赏、MRI 标准片鉴赏、DSA 标准片鉴赏、US 标准片鉴赏、ECT 标准片鉴赏、TTM 标准片鉴赏；②典型异常示教片鉴赏：常规 X 线示教片鉴赏、X-CT 示教片鉴赏、MRI 示教片鉴赏、DSA 示教片鉴赏、US 示教片鉴赏、ECT 示教片鉴赏、TTM 示教片鉴赏；③后处理图像精品鉴赏：动态后处理图像、静态后处理图像；④影像学检索方法视图：X 线摄影基本位置视图、牙科全景 X 线摄影视图、X 线摄影常用位置线图。可按图片名称、图片作者、图片简介、录入者进行检索。点击导航栏的"医学影像教学"按钮，即按照呼吸纵隔、循环系统、消化腹部、泌尿肾上腺、骨骼关节、中枢神经、五官颈部、生殖妊娠提供了正常解剖及病变图片。

第七节　人物与机构的检索

一、人物信息检索

（一）人物信息资源概述

在众多的信息源中，人物信息是最重要的信息来源，不管是进行社会科学研究还是从事自然科学研究，都离不开对人的了解。人物信息是关于人的信息，是在社会生活中产生和被广泛利用的一种信息，它既可以是诸如姓名、性别、职业、出生年月、从业单位等简单的身份确认信息，也包括较为详细的生平或传记资料。汇集人物资料的工具书体裁众多，形式各不相同。概略地讲有：百科全书、年鉴、词典、各类史料典籍、人名录、家谱、族谱、宗谱、地方志、类书、政书、传记、日记、书目、人物图谱、档案以及各类介绍人物的数据库和因特网站，从中均可以查寻到相关的人物文献资料。

网上人物信息的作用及特点：人物信息的检索是信息检索的一个重要方面。网上有着海量的古今中外人物信息，随着网络信息的飞速增长，利用网络检索人物信息已经越来越方便。因特网人物信息有多种用途，例如学术研究、网络营销、网上追踪、网上打假、期刊审稿等。网上人物信息具有以下特点；其一，广泛性。各行各业，古今中外的信息都有涉及。其二，热点性。名人、明星的信息特别丰富。其三，模糊性。信息噪音大，要靠使用者分析鉴别。广大网民虽然知道利用网络查找人物信息，但查全率和查准率较低，网络上的人物信息还没有被充分利用。

因特网上的人物信息有不同的存在方式，只有清楚地了解各种人物信息存在于何处，并选择恰当的检索工具和检索方法来查找，才能取得良好的检索结果。

（二）人物信息的检索途径

互联网诞生之前，人物信息的检索主要使用相关的工具书，或通过论文著者索引和图书馆著者目录等查找，由于工具书和其他印刷型检索工具的出版周期和时滞性限制，人物信息的传播时空较小，检索利用极为不便，随着互联网的产生与普及，信息的产生、传播和利用呈指数增长，以网络为载体的人物信息空前丰富，其检索利用也更加快捷和方便。

人物资料数据库是有关机构或个人为特定目的编制的专门用于人物资料检索的事实型数据库。数据库是可供计算机快速检索的、有组织的、可共享的数据集合。就查找人物资料而言，利用数据库是最为简捷和有效的途径。

1.地方志人物传记索引数据库

它由国家图书馆编制，提供 1949 年以后新编地方志中所见人物的姓名、性别、民族、生活朝代、生卒年、字、号、别名、籍贯、身份类别及本条资料出处等方面的信息检索。

2.中国人物库

它由中国资讯行编制，提供详尽的中国主要政治人物、工业家、银行家、企业家、科学家及其他著名人物的简历和有关的资料，其内容主要根据对中国八百多种公开发行刊物的搜集而生成。

3.中国科学家门户

中国科学家门户是维普资讯依靠其强大的文献数据库摘取论文作者信息编制而成的，提供详细的分科浏览查找和多字段检索，个人条目下不但有姓名、所在机构、主要研究方向、个人专长、社会职务、出生年月等简要信息，还有收录在维普数据库中的"已发表论文"目录。

4. 人民数据——中国重要事件、人物库

它由人民日报社网络中心（人民网）与金报电子出版中心联合编辑制作，资料来源于人民网丰富的新闻资源，内容权威、可靠，检索方便。用户需注册才能使用该数据库资源。

5. 搜狐经济人物库

搜狐经济人物库设有人物库分类导航（官员、经济学家、企业家、经理人、国际人物、经济传媒人、业界人士、专栏作家），提供分类浏览、姓名拼音字顺查找和关键词快速检索。

6. 网络传记辞典

传记辞典由来已久且种类繁多，近年来随着网络的飞速发展，可在线阅读的传记辞典不断增多，其中英文传记辞典最为人称道。例如我们可以在 dmoz 中检出 47 种 biographical dictionary（传记辞典），Yahoo "Directory" 中列举了 97 类与 "Biographical Dictionary"（英文双引号为短语精确匹配）相关类目，推荐了 24 类 31 种 Biographical Dictionary 等。我们可以通过搜索引擎对传记辞典的数量有一个大致的了解，在搜索结果中选择自己需要的网络传记辞典。

使用网络传记辞典前，需要认真阅读其简介或编制说明，了解其创制时间、资料收录种类和时限、学科或地域范围，以及检索入口、检索式要求等，如 Biographical Dictionary 1997 年上线，收录 33 000 多位世界范围内从古至今的著名人物，可以用姓名、出生与去世日期、职位、职业、学术成就等作为关键词进行检索；4000 years of women in science 可按姓名字顺和历史时期两种途径查找全世界 4 000 年来的女性科学家的生平资料，而其图像资料则要从 "Photographs" 中检索。

（三）检索技巧及注意事项

查找人物信息及其详细资料的途径有多种，方法各异，除上述介绍外，我们还可以利用论文数据库收录的论文多有作者姓名、性别、职称、单位、学术简介，同学录提供省市、学校、班级、姓名、性别、年龄等信息，博客展示个人多方面的动态信息的特性，获得简要的用于确认身份的个人信息。此外，还可以利用网页搜索引擎，以"XX 人物或名人"（XX 为地区、学科或历史时期称谓，如"河南人物""河南名人""IT 名人""历史人物""三国人物"等）、"** 传记"（** 为 Google 通配符）等为关键词搜索出许多有关人物信息的网页和检索工具。再则，利用搜索引擎的互动问答平台，如百度知道、雅虎知识堂、Yahoo! 奇摩知识 +、爱问知识人、Yahoo Answer 等的"搜索答案 / 知识""search answer"（即查询已解答过的问题）功能，也是查找人物信息不可忽视的有效捷径。

个人信息查询的注意要点：①个人信息查询结果中经常会遇到同名同姓不同人的情况，试用个人地址、机构、年龄、E-mail 地址中所含的机构信息来鉴别。②查不到所需个人信息的原因可能是：个人未曾在所查网站上注册；个人有关信息未发布于因特网；所用的网络检索工具未搜索到有关网页；姓名输入方式与检索系统的规则不一致。遇此情况可多用几种方式查询，或更换查询途径。

二、机构信息检索

（一）机构信息检索概述

1.机构信息检索的内涵

在从事科学研究、外事活动及读书看报过程中经常会遇到涉及有关国内外某机构组织的问题，因而需要了解这些组织机构的情况。例如，某同学准备去美国留学，想知道哪一所大学设立了自己选择的专业；或者想知道某企业的基本情况等，凡此种种，都可以通过查找名录来解决。"名录"是对于有名称的事物，按照一定规律排列的一种记录，或是书，或是其他的形式。这种按照一定系统编排，提供给人们查询某机构组织的目录就是机构名录。机构名录又叫"名录""指南""便览""行名录""名鉴""总览""概览"等，英文多以"directory"命名，有时也称"encyclopedia""yearbook""manual"。

通过查找机构名录途径，主要可获得以下信息：一是某机构的名称、地址、电话号码、邮编等通信联系信息；二是某机构的历史、现状、宗旨、业务范围、规模、实力等；三是某机构的资本额、产品种类或服务项目；四是某机构的负责人或法人代表，成员组成或出版物，等等。

2.机构名录的特点

机构名录具有信息密度大、时效性强、检索途径多等突出特点。首先，机构名录的信息都是最简明扼要、最具体、最基本的事实和数据，有时还大量使用缩写、符号和代码；其次，由于新的机构不断出现，原有机构在地址、名称、电话号码等方面经常发生变动，或者在激烈竞争中破产或被收购，因此作为反映机构信息的机构名录每年内容都需要更新大约 30%，大多数印刷版的机构名录需要逐年修订再版；再次，机构名录提供了足够的检索途径，或按机构名称（后附分类或主题索引），或按分类或主题检索，或附有地区索引和人名索引等。

机构名录在现代社会的作用越来越大，从商业经营到科学研究，都需要查阅机构名录。同时，机构名录为机构之间的交流、联系和协作提供了方便。仅就出版物而言，国外的名录在各种工具书中已居榜首，而且形成了一些专门从事名录出版的出版商。

3. 如构名录的类型

机构名录大体有三种类型，即国际性、国家地区性和单一性。如《美国政府研究中心名录》《世界大学名录》《中国高等学校简介》《中国图书馆名录》《中国农业科学研究机构》《中国科学研究与开发机构名录》等。按机构类型划分，机构名录又可分为政府机构名录、教育科研机构名录、商业性机构名录三种。按照名录载体划分，机构名录除了传统的印刷版外，还有光盘版和网络版。随着网络的发展，很多著名名录的出版商都设立了网络平台，网络版名录更新更快，检索入口更多，因而通过一些数据库及网上电子版的名录查找机构成为一种更为理想的方法。

除名录外，查找机构信息的另一大途径是查询黄页信息。黄页原是国际通用的按照企业性质和产品类别编排的工商电话号码簿，相当于一个城市或地区的工商企业的户口本。

除了印刷型的黄页，网上黄页更是以内容广泛、服务功能多样化日益受到青睐。网上黄页除了电话号码外，还提供如公司名称、地址、传真、邮编、E-mail、网址、产品、行业和公司简介等信息，因而网上黄页发挥着商业名录的作用。

（二）机构信息的检索

1.WWW 域名检索法

由于 WWW 域名在 Internet 上对于一个机构具有专指性和唯一性，国内外许多知名机构都在 Internet 上注册了相应的 WWW 域名。域名检索法就是通过在地址栏中输入待查机构在 Internet 上注册的 WWW 域名，实现对该机构信息的检索。例如：需要检索 IBM 公司，在地址栏中输入该公司注册的WWW 域名，按回车键，系统便自动进入该公司主页，在该主页下设有 "About IBM" "Products" "Services" 等若干目录，用户再根据自己的需要进行选择，并可逐步通过链接进入下一个网页，直到满意为止。在检索中，用户可以发现，WWW 网页上信息的详细程度和新颖性都是传统式机构名录类工具书（包括机构名录、手册、指南）无法比拟的。由于 WWW 域名对于其注册机构是专指和唯一的，所以采用 WWW 域名检索法进行机构信息检索时，要求用户必须准确输入该机构的 WWW 域名，如果错输、漏输或多输，都不能得到需要的检索结果。同时，还要求待检机构一定是在 Internet 上注册了 WWW 域名的机构。因为有这样的要求，给一般用户检索带来了困难。

2. 搜索引擎检索法

搜索引擎检索法分为分类浏览检索法和主题词检索法两种。其中分类浏览检索法是根据各搜索引擎的分类，通过超链接逐级往下检索，直到获得满意的检索结果。主题词检索法是在搜索引擎的搜索框中输入需要检索信息的主题词，按回车键即可。如在 Sohu 主页的检索栏中输入"北京大学"，即可获得有关"北京大学"的所有条目，进一步选择需要了解的人口目录，便可进入该机构的主页，进而可以浏览其相关信息。如果利用 Yahoo 检索"武汉大学2013 年研究生招生情况"，则在 Yahoo 搜索引擎自动进入 WWW 系统界面后，直接在搜索器中键入"武汉大学"，再通过屏幕的提示和网页的多层链接，即可查到所需的信息。采用该法检索机构信息时，一方面由于有时检出结果的数量比较庞大，需要用户反复筛选、查找，才能得到满意的结果；另一方面要求待检机构一定要登录所使用的搜索引擎，否则，无论是采用分类浏览法还是主题词检索法，都得不到检索结果。

3. 通过机构导航系统或指南，顺其链接查询机构信息

（1）DIRLINE（Directory of Information Resource Online）：由美国国立图书馆创建，可查询美国和其他国家卫生与生物医学相关的机构信息。DIRLINE供检索的机构类型有：各级政府部门、信息中心、专业学会、民间组织、研究（院）所、基金会、学校、医院、图书馆、博物馆、出版社、公司、信息系统等。用户可通过直接输入机构名称或主题词（MeSH）两个途径进行检索。检索结果包括机构名称、机构隶属单位、机构地址与电话、E-mail、机构网址、机构介绍、机构类型，为机构标引的 MeSH 主题词、机构其他关键词等。通过DIRLINE 主页上的 Suggestion Form，可推荐机构信息入 DIRLINE。

（2）Scholarly Societies Project：它可提供世界范围内的 1994 年至今的 4157 个学术机构的 3 832 个网址信息。学术机构中包含了"生物学和环境""卫生和医学"机构。检索方法有：搜索引擎搜索、主题浏览、国家浏览、语言浏览、成立日期浏览、老学术团体浏览，此外还有其他浏览栏目。

（3）Braintrack：瑞士苏黎世的 Braintrack 公司创建于 1996 年，有来自全世界 194 个国家 10000 个高等教育机构的站点链接，自称为国际上最完整的高等教育机构名录。

（4）中国教育和科研计算机网（CERNET）：CERNET 是由国家投资建设，教育部负责管理，清华大学等高等学校承担建设和管理运行的全国性学

术计算机互联网络。它主要面向教育和科研单位，是全国最大的公益性互联网络，目前已建成了一个大型的中国教育信息搜索系统，是中国最权威的教育门户网站，是了解中国教育的对内、对外窗口。网站提供关于中国教育、科研发展、教育信息化、CERNET 等新闻动态，其网页上有国内外大学网站链接点。

4.通过在线黄页检索

（1）Switchboard：进入 Switchboard 的 Find a Business（即 Yellow Pages），输入机构名称，即可获得被查询机构的地址、邮编、电话号码、网址、地图等信息。另外可按机构分类和位置进行查询。

（2）中华大黄页：中华大黄页于 1997 年在北京创办，是中国最大的在线黄页，全面收录了我国（包括香港、澳门、台湾）19 大行业约 300 多万家商业机构名录和商业信息，它具有关键词搜索和分类搜索功能，可方便快捷地根据公司名称、产品分类、公司地址等多种方式进行查询。

（3）中国电信黄页：中国电信黄页由中国电信、集团黄页信息有限公司负责开发、运营和维护，是中国电信最具专业性和权威性的黄页信息查询网站。人性化检索功能强大、分类科学、包罗万象，提供城市黄页、全球黄页、黄页书店等服务。

（4）中国网上 114：中国网上 114 自称是中国最全面、最专业及最权威的"信息查询、信息发布及个人求职为一体"的中国企事业单位信息资讯类综合网站，是面向海内外开放的公众免费查询中心，通过该网站不但能够查询全国乃至全世界各单位的电话号码，而且能够查询单位的名称、联系人、传真、邮编、职工人数、主要产品（或服务），E-mail 及 Web Site 等详细资料。

5.中国机构网

2002 年 5 月在北京正式开通。中国机构网是经国务院新闻办公室批准从事登载新闻业务的行业新闻网站，也是全国编制系统唯一的行业新闻网站。网站的内容主要分为信息发布、编办政务公开、互动交流及公益服务四大板块，由新闻中心、中央编办、地方编办、理论热点、改革信息等 21 个频道组成，栏目总数达到 147 个。其中公益服务提供机构检索、机构导航、资料下载、公益性信息查询等服务。

6.万方数据资源系统

（1）中国企业、公司与产品数据库（CECDB）：中国企业、公司及产品数据库是由原国家科委支持、联合全国近百家信息机构共同开发的，以信息检索为主要目标的技术经济数据库，始建于 1988 年。CECDB 收录的专业范围包括经济管理、国际贸易、进出口业务、金融、银行业务、医药卫生、农业、矿业工程、冶金、金属学和金属工艺、机械及仪表工业、动力工程、原子能技术、电工技术、无线电工程、电子工程、自动化工程与计算机、轻工、化工、建筑和水利工程、交通运输、航空航天和环境保护等。每条记录的主要数据项有企业名、负责人、地址、电话、传真、单位简介、性质、进出口权、注册资金、固定资产、职工人数、技术人员人数、营业额、利润、创汇额、企业概况、主要产品及其产量、价格、规格型号、受奖产品、专利产品、新产品、出口产品、技术转让项目和对外要求合资项目等40余项信息。

中国企业、公司及产品数据库共提供了11种检索途径的专项信息检索：行业检索、产品信息检索、地区检索、企业名称检索、机构类型检索、企业性质、注册资金检索、营业额检索、职工人数检索、企业负责人检索及产品商标检索。系统支持对各种检索途径进行组合检索。

（2）中国科研机构数据库：创建于1990年，收录我国地、市级以上及各高校所属主要科研机构的详细信息，包括其科研成果、学科研究范围、联系方式等重要信息。该数据库信息可方便快捷地帮助查询者了解中国科研机构的发展现状，学科带头人及科研成就等信息，有效架起了产 – 学 – 研之间的桥梁。

（3）中国科技信息机构数据库：是由中国科技信息研究所提供，收录中国各科技信息机构和高校图书情况单位业务状况的数据库。该数据库共收入我国各科技信息单位和高校图书情报单位2000多家，是各图书、信息单位之间沟通业务往来和促进业务合作所必备的检索查询媒体，也是我国各级科委和科技信息主管部门掌握与了解我国科技信息事业全貌的有效工具。

（4）中国高等院校及中等专业学校数据库：全面收集国家公布的有招生资格的高校信息，辅以部分中专学校。主要内容包括学校的专业设置、重点学科、研究机构、通信方式等。

（5）中国百万商务数据库：收集了国内工商企业、事业机构、学校、医院、政府部门等机构名录上百万条。

（6）中国高新技术企业数据库：介绍中国高新技术企业的各种信息。

参考文献

[1] 黄晴珊. 全媒体时代的医学信息素养与信息检索 [M]. 广州：中山大学出版社，2014.

[2] 章新友. 文献检索 [M]. 北京：中国中医药出版社，2017.

[3] 徐云，张倩. 医学信息检索 [M]. 武汉：华中科技大学出版社，2015.

[4] 陈有富. 网络信息资源的评价与检索 [M]. 郑州：河南人民出版社，2018.

[5] 王辉，杨志强，杨春. 医学影像学信息资源应用 [M]. 北京：人民军医出版社，2014.

[6] 陆和建，康媛媛，陈云光. 信息检索与利用 [M]. 芜湖：安徽师范大学出版社，2017.

[7] 方习国. 医学信息检索 [M]. 合肥：安徽大学出版社，2012.

[8] 蒋葵，董建成. 医学信息检索教程 [M]. 南京：东南大学出版社，2015.

[9] 马费成，宋恩梅，赵一鸣. 信息管理学基础 (第 3 版)[M]. 武汉：武汉大学出版社，2018.

[10] 湛佑祥，陈锐，陈界，等. 医学信息检索学. 北京：人民军医出版社，2014.

[11] 张敏生. 信息检索与利用 [M]. 西安：西安电子科技大学出版社，2018.

[12] 王靖会，尚利平. 信息检索与应用 [M]. 北京：北京理工大学出版社，2012.

[13] 刘廷元，邵卫东，汤凝. 信息检索教程 [M]. 上海：华东理工大学出版社，2008.

[14] 汪楠，张炎. 信息检索方法与实践 [M]. 沈阳：东北大学出版社，2007.

[15] 陈红勤，梁平，杨慕莲. 医学信息检索与利用. 武汉：华中科技大学出版社，2014.

[16] 张茂泉. 国内外信息素养研究进展综述 [J]. 山西科技，2008(4): 94–96.

[17] 杜建，张士靖. 医学领域信息素养的发展及其标准化评估实践研究综述 [J]. 图书情报工作，2010, 54(6): 48–51.

[18] 张仲男，秦三利. Pubmed/Medline 收录中文生物医药类期刊的变化 [J]. 卫生职业教育，2019, 37(7): 127–129.

[19] 隋晶波，毕玉侠. SciFinder Scholar 的检索方法与技巧 [J]. 医学信息，2010, 23(1): 65–67.

[20] 邵嘉亮 . 关于 SciFinder Scholar 数据库的检索问题几点思考 [J]. 科技创新导报 , 2014, 11(22): 187.

[21] 唐丽雅 , 王朝晖 . 基于 ISI Web of Knowledge 新检索平台的 BIOSIS Previews(BP) 数 据库特点及其功能 [J]. 现代情报 , 2009, 29(1): 112–114.

[22] 郑杨 , 翟路 , 李庆利 . EBSCOhost 数据库使用情况统计分析——以沈阳药科大学 图书馆为例 [J]. 情报探索 , 2013(10): 54–55, 58.

[23] 王永丽 , 林栋 , 崔岚 . ProQuest 数据库检索平台的检索功能及方法 [J]. 黑龙江科 技信息 . 2012(21): 109.

[24] 赵海红 , 王晓静 . SpringerLink 和 ProQuest 外文数据库的检索和利用——以河南 科技学院图书馆电子资源为例 [J]. 河南科技学院学报 , 2011(11): 126–128.

[25] 白榕 , 郭同若 . SpringerLink 全文期刊数据库及其检索 [J]. 情报探索 , 2006(3): 70–72.

[26] 刘莉 , 青晓 , 姜瑾秋 . Ovid 数据库使用指南 [J]. 吉林大学学报 (医学版), 2007(1): 192–194.

[27] 王永丽 , 林栋 , 崔岚 . ProQuest 数据库检索平台的检索功能及方法 [J]. 黑龙江科 技信息 , 2012(21): 109.

[28] 刘亚茹 , 韩鹏鸣 , 闫裴 . 全文电子期刊数据库利用率统计分析研究——以天津大 学 Elsevier SDOL 为例 [J]. 图书馆工作与研究 , 2010(1): 73–76.

[29] 张永梅 . 我校用户对 ScienceDirect Online 数据库的使用统计与分析 [J]. 图书馆建 设 , 2008(9): 38–39, 42.

[30] 苏洁 , 樊丽娜 , 王希民 . SCI 的主要特点和科研作用及其检索方法 [J]. 化学世界 , 2014, 55(1): 61–63.

[31] 吴进琼 . ScienceCitationIndexExpanded(SCI–E) 及其检索技巧 [J]. 农业图书情报学 刊 , 2012, 24(11): 155–158.

[32] 方宜仙 , 向禹 . Ei Village2 数据库系统及其检索技术分析 [J]. 科技情报开发与经 济 , 2004(04): 143–144.

[33] 李伟 . 中国科学引文数据库 (CSCD) 特色功能解析 [J]. 科技情报开发与经济 , 2014, 24(5): 121–123.

[34] 谢桂苹 , 刘斌 . CSCD 引文检索中提高查全率的方法探析 [J]. 现代情报 , 2012, 32(9): 151–154.

[35] 王岩 , 李彭元 . PubMed 和 Embase 有关循证医学证据查询功能的对比分析 [J]. 中 华医学图书情报杂志 , 2019, 28(2): 60–64.

[36] 薛萌 . 医学信息检索在循证医学中的应用 [J]. 现代信息科技 , 2018, 2(3): 133–134.

[37] 徐奎. 循证医学对医学生信息素养和科研能力的影响 [J]. 河南图书馆学刊, 2016, 36(7): 95–97.

[38] 王新玲, 林静, 陈彬. 循证医学外文检索与构建检索策略的方法 [J]. 中国循证心血管医学杂志, 2016, 8(2): 142–143.

[39] 王新玲, 徐健霞, 郑清友, 等. 循证医学中文证据检索策略构建的方法 [J]. 中国循证心血管医学杂志, 2015, 7(1): 118–120.

[40] 王银娜, 孙懿. 重视医学生循证医学思维的培养及训练 [J]. 中国高等医学教育, 2013(12): 16+66.

[41] 古丽萍. 进展中的数字化可视人体研究 [J]. 厦门科技, 2003(3): 39–40.

[42] 刘昭. 生物信息学中的计算机技术应用 [J]. 科学技术创新, 2018(10): 67–68.

[43] 袁天蔚, 李萍萍, 李苏宁, 等. 中国临床医学研究发展现状与未来展望 [J]. 中国临床医学, 2019, 26(5): 673–678.

[44] 宋国英, 韩富贵, 张炳臣, 等. 以提升能力为抓手培养医学生信息素养 [J]. 卫生职业教育, 2019, 37(3): 3–5.

[45] 于钦明, 陈卓, 刘俊涛, 等. 信息化时代医学生信息素养培育研究 [J]. 医学信息学杂志, 2019, 40(4): 90–92+89.

[46] 刘文娟. 整合医学视角下医学生应具备的信息素养思考 [J]. 教育现代化, 2019, 6(13): 121–123.

[47] 刘双燕, 张玉亭, 张健, 等. 医学科研论文中参考文献引用和著录的常见问题分析 [J]. 承德医学院学报, 2018, 35(4): 358–360.

[48] 王岩, 张静仪, 何晓阳. PubMed 与 Embase 的主题标引及主题检索功能比较研究 [J]. 中华医学图书情报杂志, 2018, 27(6): 35–41.

[49] 江银凤, 王青. SSCI 收录医学信息科学期刊文献分析 [J]. 医学信息学杂志, 2018, 39(4): 8–15.

[50] 段青, 尚文玲, 苏大明, 等. 中国中医科学院博硕士学位论文数据库建设 [J]. 中国数字医学, 2016, 11(9): 100–102.

[51] 佟岩, 杨错, 王琳. EBSCOhost 和 Elsevier 全文数据库比较研究 [J]. 数理医药学杂志, 2010, 23(5): 574–576.

[52] 于雪, 史继红, 任晓菲. 基于 PubMed 记录角度分析数据库检索方法 [J]. 智库时代, 2019(31): 270, 272.

[53] 张仲男, 秦三利. Pubmed/Medline 收录中文生物医药类期刊的变化 [J]. 卫生职业教育, 2019, 37(7): 127–129.

[54] 赵小璐, 陈康, 刘强. 基于 PubMed 筛选高质量文献的两种方法 [J]. 实用医药杂志,
     2018, 35(11): 1055–1057.

[55] 吴淑芳, 方慧怡. 基于 NCBI 开放接口的检索和下载文献题录信息功能的实现 [J].
     中华医学图书情报杂志, 2017, 26(3): 41–45.

[56] 陈智勇. 面向网络数据的图像检索和解析 [D]. 兰州大学, 2016.